EL REFLEJO DE MI *alma*

Secretos de una historia de autosanación.

Natalia Orsi

Este libro es un testimonio y refleja la experiencia personal del autor. El libro no debería interpretarse como una guía para la autosanación. Si tiene la intención de seguir alguno de los ejercicios o sugerencias del libro, hágalo únicamente bajo la supervisión de un médico u otro profesional de la salud.

ISBN: 9798716770911
Edición: Natalia Orsi
Diseño gráfico: Andrés Torrents
Correctora literaria: Daniela Feoli
1a edición: Abril 2021
Para más información, visite:
www.elreflejodemialma.com

"Los milagros no son contrarios a la naturaleza, sólo son contrarios a lo
que sabemos de la naturaleza."

San Agustín de Hipona

DEDICATORIA

Este libro está dedicado a todas aquellas personas que se encuentran en el camino de la sanación física, mental y espiritual.

CONTENIDO

INTRODUCCIÓN

Gracias por tenerme en tus manos, es un honor para mí que estés de ese lado, con el deseo de conocer mi historia y la esperanza viva de sanación.

El universo está a nuestra disposición y atraemos lo que creamos y nos corresponde en cada momento; con la intención de que así sea, deseo sembrar una semilla de confianza en ti, que comprendas que no estás solo, que lo que te pasa y lo que haces es perfecto y necesario, como tú.

Todos tenemos nuestra historia de vida, tan particular, tan única, tan nuestra.

Esta historia que hemos vivido en todos estos años es el escenario ideal para desarrollar nuestro propósito, el despertar de nuestra consciencia, el camino hacia la sanación de nuestra alma y humanidad.

Sin ti, no sería lo mismo.

Somos parte de un plan divino que cuenta con nosotros, nos espera, nos empuja, nos da aliento, y podemos sentirlo, observándonos y adorándonos, en cada latido de nuestro corazón.

Deseo que se despierten en ti los secretos más ocultos de esta historia de amor, perdón y sanación.

Aquí dispuesta a tenderte una mano, y a un abrazo fuerte con el corazón abierto; porque si no estamos en el mundo para ayudarnos los unos a los otros, no tendría sentido nuestra existencia.

La esclerosis múltiple fue la enfermedad que eligió venir a verme y manifestarse en mi cuerpo físico para llamarme la atención.

Ella fue la que puso el freno de mano a mi vida cuando estaba casi por estrellarme.

Ella fue la bendición más grande, mi gran amiga, la que me hizo pelearme conmigo misma hasta que perdí todas las fuerzas; vino a hacerme preguntas y más preguntas, para las cuales no tenía respuestas.

Fue la que me hizo buscar alternativas, salir de mi zona de confort, deshacer lo que yo creía que era.

Ella, fiel, no se fue hasta que terminó con su tarea: dejarme parada en el camino de la sanación de mi alma.

Los últimos años de mi vida fueron dedicados a entender qué fue lo que pasó, por qué llegue a un estado de enfermedad y cómo fue el proceso de sanación.

Todas mis preguntas existenciales resurgieron, aquellas que habían empezado a aparecer desde niña; sabía que si llegaba a comprender nuestra existencia, la vida misma, podría llegar a entender el significado de mi enfermedad y el milagro de la sanación.

La vida puede ser vista de muchas maneras; cada uno de nosotros tiene una teoría de lo que creemos que es la vida, qué cambia o no dependiendo de las experiencias que hayamos vivido.

Mi mirada hacia la vida ha sido parte de mí, siempre la observé, la interrogué, la desafié, la investigué, la respeté.

Mi pasión más grande fue siempre descubrir los secretos que se esconden detrás de ella.

La vida misma ha sido mi motivación constante.

La sanación de una enfermedad que hoy "no tiene cura" fue sin duda el más lindo de todos los desafíos, un largo viaje y maravilloso recorrido, de la mano de una guía divina que me llevó hacia lugares y seres inimaginables, hacia mi infancia ida y vuelta, varias veces y sin cesar, me hizo darme cuenta de lo que es sentir, sorprenderme una y mil veces,

¡y decir "no lo puedo creer"! mientras una voz interna me decía: "sí, así es".

Y así seguí, todo lo interrogué, lo que pude lo comprobé, siempre me paré detrás de las dudas, pedí claridad, señales, y la vida misma me fue trayendo las respuestas en diferentes formas.

Aprendí a escuchar, a esperar, a ver, a aceptar, a perdonar, a sentir, a sanar y hasta sonreírle a las cosas más duras que he vivido.

Tanto misterio por descubrir, era el momento de realmente ver la realidad desde otra perspectiva, abrir la mente y el corazón como nunca lo había hecho.

Hoy te comparto mi experiencia de sanación de la esclerosis múltiple, reconstruida e integrada, ha sido transmitida a estas páginas por los caminos más sagrados del corazón.

¡Que la disfrutes!

Si nada existiera más allá de este mundo, si nada hubiera más allá de esta vida; si no hubiera un propósito en el cual estuviéramos todos comprometidos, mi vida perdería completamente el sentido.

ALMA EN LLAMAS

*Podría decir que ese día el dolor
que sentí en mi cuerpo y alma
fue tan intenso, que mi llanto se
escuchó en el cielo.*

Eran casi las tres de la tarde en la ciudad de Dubai; me encontraba caminando por la vereda de Jumeirah Beach Road llegando a una cita que había hecho con un acupunturista.

El asfalto hervía de calor del desierto, los rayos del sol se reflejaban en el paredón blanco inmenso que iba a lo largo de esa cuadra y en mi cara roja llena de lágrimas.

Caminaba quebrantada en un estado de desesperación e impotencia; hacía unos días sentía como un fuego interno en mi pierna izquierda, y no encontraba explicación, no sabía lo que me estaba pasando.

Llegué al acupunturista, que no me dio mucha confianza; el dolor de los pinchazos de las agujas fue tan agudo, que seguí llorando desconsoladamente y le pedí por favor que me las sacara; la sensación de fuego quemándome por dentro se iba agravando y lo podía sentir desde cualquier lugar de mi cuerpo.

De regreso a casa, aterrada con lo que podía pasar, lo único que supe fue que no me podía escapar.

Era el año 2009, hacía nueve meses que vivíamos con mi marido Alejandro en los Emiratos Árabes Unidos, en la ciudad de Dubai.

La intención de vivir una nueva aventura había sido tan fuerte que, desde que lo hablamos y sin pensarlo, en solo un mes aterrizábamos en el aeropuerto de Dubai con nuestras pertenencias, con un calor sofocante y en las fechas de Ramadán*, algo nuevo que aprendimos ni bien pisamos el suelo árabe.

Hoy no dudo que el universo conspiró para que, en este escenario del desierto, viviéramos las experiencias más grandes de nuestras vidas.

Llamé a mi mamá a Casbas, mi pueblo en Argentina, para contarle lo que sentía y para que se comunicara con nuestro doctor de la familia, y le preguntara qué le parecían mis síntomas.

Enseguida mi mamá, desesperada, me llamó para que fuera urgente a tomarme la presión y viera a un doctor.

Al día siguiente, con Alejandro, salimos de nuestros trabajos al mediodía en búsqueda de un hospital donde pudieran tomarme la presión.

En ese entonces, la nueva ciudad de Dubai estaba en plena construcción, había máquinas haciendo pozos por todos lados, grúas, camiones, obreros, carteles de desvío, volaba arena, las calles no tenían nombre y cambiaban de rumbo todos los días, no había mapas. Nunca habíamos ido a un hospital, así que llegamos preguntando.

Primero, llegamos al American Hospital, nos lo habían recomendado y estaba cerca, pero estuvimos 5 minutos, nadie nos atendía.

Necesitaba que me atendieran. No podía esperar.

Yendo hacia el lado de la playa, entramos a la guardia del Neuro Spinal Hospital, también se encontraba sobre Jumeirah Beach Road.

Sin saberlo en ese momento, el Neuro Spinal Hospital había sido el primer hospital en Dubai con especialización en neurociencia fundado en el 2002.

Esperando en la guardia, yo seguía con mi teléfono móvil recibiendo y enviando emails de trabajo, como si nada pasara; ya me había acostumbrado al ardor y dolor de mi pierna.

En la guardia me tomaron la presión, la temperatura del cuerpo, me hicieron unas pruebas de reflejo en las rodillas, y me ordenaron una resonancia magnética del cerebro para hacerla en el momento.

Era la primera vez que me hacía una resonancia magnética, alguna vez había escuchado que el encierro dentro de esta máquina no era para nada agradable.

Me llevaron a unas habitaciones aisladas del hospital, todo ese sector tenía una luz muy tenue y mucho silencio.

Respiré profundo, un especialista me recibió, me dio una bata y me explicó cómo era el procedimiento, me dijo que el examen podía durar unos cuarenta y cinco minutos.

Me fui con la bata al vestidor. Me desvestí y dejé mi ropa en una silla, tapando mi ropa interior con mi remera.

Agarré la bata y la di vuelta varias veces para entender cómo se usaba, no sabía si la abertura iba para adelante o para atrás.

Decidí que, si me tenían que ver, me vieran de atrás. Me sonrojé.

Recuerdo la bata estaba bien lavada y planchada, con olor rico, te hacía sentir que habían pensado en ti y querían cuidarte… Pero no alcanzaba, sabía que algo estaba mal y no sabía qué era.

Lo que sentí sola en ese vestidor de hospital es indescriptible: allí no te queda otra que entregarte a las manos de un especialista que hará tu estudio, que luego entregará los resultados al doctor y se irá a su casa.

No sabrás quién fue esa persona, ni su nombre, ni te dirá nada de lo que vio en tu cuerpo, solo sabrás que esas imágenes serán el escenario en el cual se desarrollará tu nueva historia, las imágenes serán lo único que te llevas contigo.

Entré a una habitación grande, sin ventanas, y me encontré acostada con la mitad del cuerpo adentro de la máquina de resonancia magnética. Inmóvil.

El especialista se encontraba fuera de la habitación, manejando el sistema; nos separaba un vidrio, pero si yo gritaba no llegaba a escucharme.

Me había dado un control para mandarle un aviso en caso de que pasara algo, pero si lo hacía se interrumpía el procedimiento y teníamos que volver a empezar de cero.

Cuando comenzó a funcionar la máquina, me sentía desesperada; hacía ejercicios de respiración que me ayudaban a calmarme, pero de repente me venían ganas de pedirle por favor que me sacara de ahí adentro.

Era una lucha constante con mi mente. Los ruidos de la máquina: tac, tac, tac; no entendía nada. Pensaba: "¿me están enviando rayos?, esto me dañará el cerebro", pero trataba de poner mi mente en otro lado. Entonces me imaginaba que estaba en un río, en el mar, en una montaña, planeaba lo que iba a hacer cuando saliera del hospital, lo que íbamos a cenar; luego otros pensamientos llegaban a mi mente: "¿estará el especialista ahí? ¿No se habrá ido, ¿no?".

¡Qué sufrimiento!

Al terminar el estudio, nos sentamos en otra sala a esperar los resultados.

Llegó el doctor con cara de preocupado, los resultados no eran alentadores, como ellos habían supuesto desde un principio, parecía como si hubiese tenido un paro cerebral.

Ahí mismo el doctor me miró fijamente y me dijo: "te tenemos que internar".

Con el teléfono en la mano, mi cartera colgada en el hombro y Alejandro a mi lado hubo un momento de silencio en el cual pensé: "¡qué raro! yo de la cabeza estoy bien, nunca sentí nada extraño". Pero automáticamente asentí. Estaba de acuerdo, no me iba a ir a ningún lado con ese panorama.

Y así fue, estuve internada durante diez días en el Neuro Spinal Hospital de Dubai.

Durante ese tiempo pasaron muchas cosas, nos encontrábamos Alejandro y yo, solos, jóvenes, en un país lejano y ajeno, en una habitación de hospital sin saber qué estaba pasando con mi salud.

Los doctores eran iraquíes, ellos venían temprano a verme a la habitación, eran tres y entraban juntos, me miraban desde el final de la cama, hablaban en árabe y se iban sin decirme una palabra.

En esos días me hicieron muchos análisis y estudios físicos: de sangre, orina, punción lumbar para extraer una muestra de líquido cefalorraquídeo, resonancias magnéticas con o sin contraste.

El contraste era un líquido que hacía que se vieran mejor las imágenes; este líquido era inyectado al mismo tiempo que estaba adentro de la máquina de resonancia magnética, me ardía, se sentía como un rayo que pasaba por mi cerebro.

Ya a esta altura mi cuerpo entero había estado dentro de esas máquinas varias veces, había conseguido que me pusieran música mientras me pasaba dos horas en esta habitación, donde me hacían resonancias del cerebro y medula espinal.

Mis brazos no tenían más lugar para poner una aguja.

Los análisis en ese momento tenían que ser enviados a Alemania para ser analizados, en ese entonces no había laboratorio especializado en Dubai.

Mientras tanto yo seguía con mi ardor en la pierna, pero estaba relajada. A través de la ventana llegaba a ver la playa de Jumeirah con sus palmeras, pero no me daban ganas de dar un paseo, hacía mucho calor y prefería estar acostada y que me atendieran.

Me fueron a visitar muchos amigos con comida rica de nuestro país y revistas de moda para que me distrajera; también llegaron compañeros de mi trabajo con regalos.

Un día fue a visitarme Tushar, un chico indio que trabajaba conmigo; me llevó una canasta llena de frutas y recuerdo que lo único que me dijo con una sonrisa fue: "mam* usted tiene que comer más fruta".

Él era una persona que no hablaba mucho, pero si sonreía. Le agradecí el regalo y mirándolo me di cuenta que él me había observado y ahí estaba parado con su mensaje en el momento justo.

Esos días de internación fueron como una pausa en mi vida agitada, un gran descanso que hacía tiempo no me tomaba.

Más allá de lo que podía ser el diagnostico de mi salud, me encontraba cuidada, atendida, descansando mi cuerpo, no quería pensar en nada, mi mente estaba en blanco, como si hubiese delegado el problema en los doctores, sin expectativas, pensamientos negativos o positivos. Tampoco conclusiones.

Mi estado había llegado a tal límite que me di cuenta de que no tenía más fuerzas para procesar información.

Habían pasado varios días y nadie nos decía nada de lo que estaba pasando; sabíamos que los resultados de los estudios tardarían en volver de Alemania, pero llegó un punto en que saber algo más nos iba a dejar a todos más tranquilos. Aunque en realidad a mí en ese momento me daba lo mismo saber o no saber.

Alejandro logró que vinieran los médicos a verme un sábado por la mañana.

Dos de ellos entraron a la habitación con los brazos cruzados y con una mano teniéndose la pera con gesto de preocupación, y el más viejo, director del hospital en ese momento, me miró y con mucha calma me dijo: "usted tiene esclerosis múltiple".

Desde la cama acostada, solo pregunté: "¿qué es esclerosis múltiple?", como si no fuese a mí a la que le estaban hablando. Y me respondió: "es una enfermedad que por el momento no tiene cura, pero sí la podemos controlar...". Aquí, dejé de escuchar, me dije a mí misma: "está bien, sea lo que sea la esclerosis múltiple, lo que me están contando no me está pasando a mí."

Durante los siguientes cinco días me suministraron varias dosis intravenosas de corticosteroide para reducir la inflamación del sistema nervioso.

El corticosteroide simula una hormona natural producida por las glándulas suprarrenales. Reemplaza este químico cuando nuestro cuerpo no produce lo suficiente.

Esta dosis en unos minutos hacía desaparecer el síntoma, en este caso mi síntoma era el ardor en la pierna. Con la primera dosis mi ardor desapareció por completo.

Para la enfermedad me recomendaron un tratamiento con drogas que podían ayudarme para que esta no avanzara.

Me anunciaron que este tratamiento era de por vida. Me dieron un papelito con el nombre de todas las drogas disponibles en el mercado para que eligiera con cuál quería empezar a probar, ya que dependiendo del paciente algunas drogas funcionaban y otras no.

Guardé el papelito en mi cartera, sin mirarlo.

Me dieron el alta y yo en casa tenía que seguir tomando pastillas de corticosteroides por diez días más.

Salí del hospital como si no tuviese nada.

Al final de los días de corticosteroides quedé con la cara hinchada por un tiempo, sin síntomas, sin pensar en nada ni nadie, y regresé sin que me lo pidieran a mi trabajo y mi vida normal.

EL LUGAR DONDE ELEGÍ NACER

———

Nací y viví hasta mi adolescencia en el interior de la provincia de Buenos Aires, Argentina; siempre digo que mi infancia fue feliz en el campo, aunque vivíamos a cuadras de donde empezaba el campo.

Mi papá era agricultor y mi mamá era maestra de escuela rural. Tengo una hermana y un hermano, soy la más grande de los tres; somos una familia dinámica y sin igual, conectados y amantes de la naturaleza, de la belleza, de lo simple, y por sobre todas las cosas, de la libertad.

Durante la infancia pasábamos mucho tiempo en las casas de nuestras abuelas.

Mi abuela materna se llamaba Lucía, le decíamos "la" abuela Lucía, ella era hija de inmigrantes portugueses.

De mis bisabuelos conocí solo a mi bisabuela, se llamaba Felicidad y vivía con uno de sus hijos, el "tío" Manuel; su casa estaba al lado de la casa de mi abuela Lucía y de otro hermano de mi abuela, el "tío" José.

Detrás de sus casas solo había árboles frutales y huertas repletas de verduras de todas las clases, podías pasar de una huerta a otra mientras las gallinas correteaban por ahí.

Vivían en diferentes casas, pero compartiendo, siempre juntos.

Ellos me enseñaron los ritmos de la naturaleza, el trabajo para sacar sus frutos, la farmacia natural y sobre todo a ser servicial.

Cuando uno iba llegando a la casa de mi bisabuela se sentía desde afuera el olor a verduras hirviendo para la sopa. Juana, la señora que la cuidaba, hacía las sopas más ricas que jamás haya tomado.

Recuerdo a mi bisabuela con 90 años recostada en su cama en las horas de la siesta, mi abuela Lucía con una sonrisa de amor siempre acompañándola; bañándola, peinándola, poniéndole su talco y perfumito; me encantaba estar con ellas y alcanzarle a mi abuela lo que necesitaba para disfrutar verla a mi bisabuela feliz cantando en su añorado portugués y esperando toda cambiadita alguna visita para la hora del mate*.

Mi abuela Lucía me contaba que mi bisabuela Felicidad toda su vida había extrañado su país, Portugal. No le gustaba Argentina, ella había venido con su novio, mi bisabuelo Francisco, en búsqueda de trabajo durante tiempos de guerra, formaron una familia y les fue muy bien. Pero sufrió mucho, tuvo la oportunidad de volver a Portugal de visita, pero prefirió no hacerlo, se resistía a pasar el momento de otra despedida. Alguna que otra carta ella enviaba y era respondida, pero eso era todo.

Las horas del mate en la tarde eran en silencio mirando a través de la ventana la caída del sol, a veces se compartían recuerdos, anécdotas lindas, si estábamos cerca de algún cumpleaños o aniversario, o se hablaba un poco del estado del tiempo. Y mientras se pasaba el mate de uno a otro, yo me entusiasmaba revolviendo cajones de muebles con historias, con olores únicos, quizás buscando vivencias de mis ancestros que me definieran.

Recuerdo que en una de las habitaciones de la casa de mi bisabuela había una caja enorme con cosas que había dejado una prima joven de mi mamá que estaba estudiando en Buenos Aires.

En esa caja había papeles de carta, dibujos hechos a mano, lápices de colores, sombreros, prendedores de Snoopy, libros de diferentes autores: era como una caja de sorpresas. Y lo que más tengo presente era una tarjeta que decía "Dios es Amor" con una carita feliz.

En ese momento sentí que era "cool" escribir "Dios es Amor" y hacer caritas felices alrededor porque la prima de mi mamá era "cool" para mí; estudiaba afuera y cada vez que venía traía novedades de la ciudad; que ella tuviese guardada esa tarjeta significaba algo para mí.

Esa imagen siempre la recordé y sabía que tenía un significado muy grande. En ese momento no llegue a comprenderlo del todo.

La abuela Lucía era una persona muy activa, coqueta, flaca, estilizada, de ojos verdes, siempre atendiéndonos a todos, visitando enfermos, viejos amigos, haciendo regalitos, compartiendo las frutas y verduras de su huerta con sus vecinos.

Ella fue la que nos enseñó que tirando el cuerito de la espalda se nos cura el dolor de panza, que un té de tilo nos tranquiliza, que respirar el laurel medicinal en un tarro con agua hirviendo nos cura el resfrío, que un algodón caliente en el pecho nos cura el catarro, que el empacho lo podíamos curar a distancia, que la bolsa de agua caliente es un mimo a nuestros pies en las noches de frío, que dormir la siesta nos da energía para la segunda mitad del día, que las flores nos sonríen, y que el barrer la vereda nos da una sensación de paz si lo hacemos con amor.

Ella recibía a cualquier persona del pueblo que tocaba a su puerta buscando trabajo: siempre había alguien haciendo diferentes tareas, barriendo el patio, juntando las frutas del suelo, pintando una pared, arreglando algún alambre en el gallinero, siempre encontraba algo para que los que buscaban trabajo pudieran trabajar y comprar su comida ese día. Ella los atendía como a cualquier otro invitado que venía a su casa, con un vaso de agua, unos mates, un pedazo de pan, un café con leche, charlaba, los escuchaba, y eran bienvenidos a sentarse a tomar la merienda con todos nosotros.

Así conocimos a mucha gente linda, muchas historias.

También fue ella la que nos dejaba ganarles a los juegos de cartas, nos llevaba a todos los velorios del pueblo, nos dejaba usar su ropa y alhajas para salir por la calle disfrazados, nos pasó su miedo a los sapos, nos invitaba a disfrutar con sus amigas las horas del té o el mate con alguna torta, pasteles, o buñuelos que hacía para la ocasión.

Sus días se embellecían sirviendo… esa era su vida.

Mi abuela paterna se llamaba Marina, de familia de inmigrantes italianos. Ella tenía muchísimos parecidos con la abuela Lucía y también algo maravilloso: amaba con todo su ser a Dios.

Ella veía a Dios en todas las cosas: en los caracoles de su huerta, en las palomas de su palomar, en las hormigas que le comían el pan duro de su despensa, en las rosas de su jardín; a todo lo miraba con ternura y les hablaba con convicción: "¡caracol ven aquí!, deja a la lechuga tranquila…", "hormiga tú tienes hambre, ven que te doy de comer aquí afuera, no entres a mi despensa"; esos momentos donde estábamos ella, la hormiga y yo; o ella, el caracol, la lechuga y yo, eran de cuentos. Eran maravillosos.

Ella era bajita y encorvada, tanto que tocaba el suelo con las manos, a veces nos pedía que la ayudemos a ponerse derecha, con un poco de dolor lo lograba y a donde fuéramos la llevábamos agarrada del brazo.

Con mis primos nos turnábamos para acompañarla en las noches; si eras mayor de 6 años entonces te podías quedar con la abuela. Eso sí, tenías que estar dispuesto a cenar temprano, bañarte con una ollita con agua caliente, acostarte temprano, rezar junto con ella, y levantarte cuando el sol estaba saliendo. Al amanecer, la persiana se levantaba, te daba la claridad en la cara y escuchabas: "vamos nena, a levantarse."

Sus historias eran de amor, de su enamorado, el abuelo Armando, de su vida juntos, de sus hermanos y hermanas, de lo importante que era hacer las cosas bien; recuerdo que me decía: "la vida es linda, nena".

Sus días se embellecían viendo a Dios a través de la naturaleza… esa era su vida.

Durante esos años felices también había alguien muy presente e importante para mí: Dios, solo mío, pero en ese entonces no lo llamaba así, no tenía nombre.

Muy dentro mío tengo la memoria de que Dios me pidió que naciera en la Tierra para ayudarlo con una tarea, y yo acepté, tengo imágenes de ese momento en el cielo antes de venir; puede ser que lo haya soñado o que alguien me lo haya contado, o quizás es así y tengo este recuerdo guardado en el corazón.

Con él tenía una sensación de amor eterno, de conexión infinita, de amistad inquebrantable, de protección absoluta y misterio, él venía conmigo a todas partes, él era mi Dios; o como lo llames tú: una energía divina, el universo mismo, ese algo que es más grande que todos nosotros.

Y así crecí, encantada de la naturaleza y mi familia, disfrutando cada día una aventura diferente, de la mano de una energía del más allá.

Durante mi infancia tuve muchísimas preguntas que no me animé a hacer, quizás porque pensaba que no me iban a entender.

Una vez en mi casa, había mucha gente, estaban todos sentados alrededor de la mesa almorzando, y hablaban y hablaban todos al mismo tiempo, bien a lo italiano. Desde afuera no podías seguir una conversación.

En ese entonces tendría 8 años, y recuerdo como si fuera hoy que, mirándolos a todos, me vino una sensación de desconfianza y me pregunté a mí misma: ¿qué es todo esto?; ¿qué hacemos acá? ¿qué hacemos sentados todos alrededor de una mesa? ¿cuál es el sentido de todo?, y caminé por detrás de ellos y los agarré del cuello, uno por uno, como tratando de sacarles una máscara; imaginé que quizás estaban disfrazados, que estaban ahí actuando para que yo creyera esa ficción, no lo sé, pero me llevé la sorpresa de que no, sus cabezas estaban pegadas a su cuerpo.

Creo que nadie se dio cuenta, alguno que otro me miró sin mirarme, quizá algo les molestó, pero nadie me preguntó nada, cada uno estaba en su mundo.

Como esta ocasión tuve varias, de alguna manera vivía desconfiada de que fuéramos reales.

No podía entender que cada uno tenía un rol: mi papá, mi mamá, mis hermanos, yo, que era la hija más grande, que mis familiares fueran ciertas personas y no otras, que había reglas para comer, para vestirse, actividades preestablecidas, que tenía que ir a la escuela, que había horarios para todo, que los días de la semana fueran siete, que teníamos que dormir toda la noche, que tengamos sueños… ¿por qué mis vecinos eran mis vecinos y no mis hermanos?... ¿qué era lo que determinaba todo? ¿quién lo decidía?

No entendía el sentido de muchas cosas, igual me fui adaptando.

MI REFUGIO, LA RESISTENCIA

Yo seguía viviendo mi vida normal, no podía creer que estaba enferma y con esclerosis múltiple; ¿de dónde había salido esta enfermedad?

¿Cómo me podía pasar algo así a mí? Era imposible, si siempre fui muy sana, crecí alimentándome de frutas y verduras de la huerta, jamás había estado enferma, jamás tomé un remedio o una droga, en mi casa la medicina era un té de hierbas o flores de Bach, viví una vida tranquila, dormía perfectamente, era deportista, activa, tenía amigos por todos lados, trabajo, viajaba...

Es cierto que en ese momento empezaron a venir a mi cabeza las escenas del alcohol que tomé en las salidas cuando vivía en Miami, mezclas de cualquier botella, pero como cualquier soltero que sale a bailar y a divertirse.

Por supuesto que busqué culpables: ¿quién había hecho que eso me pasara? Pero también es cierto que me preguntaba si realmente podía haber un culpable... La causa de la esclerosis múltiple, hasta el día de hoy, no se conoce, aunque se sospecha que un virus o un antígeno desconocido es el responsable. También creen que puede llegar a ser genético.

Cuando leía que podía llegar a ser un virus, me daba risa, no me cabía en la cabeza que un virus atacara solo a ciertas personas desparramadas por todo el mundo: no conocía a nadie que hubiera estado conmigo los últimos años de mi vida con esta enfermedad... Si era un virus, debería ser contagioso.

"¿Será que le ataca a los que tenemos un ADN específico?". Esto me sonaba mejor; pero, ¿cómo saberlo?

Genético podía llegar a ser. Pregunté a mi familia, pero no se sabía de nadie que hubiera tenido esclerosis múltiple o alguno de los síntomas que se presentan con esta enfermedad. Quizás hubo familiares que la habían tenido y nunca se enteraron. Me quedaba la duda.

Al mismo tiempo no me reconocía.

Jacqueline, una compañera de trabajo americana, estaba llegando a sus 60 años. Era altísima, rubia de pelo lacio, usaba anteojos, amante de los camiones de bomberos. Su sueño era volver a los Estados Unidos y comprar varios; siempre nos contaba que en el lugar de donde ella era había muchos incendios, así que los camiones de bomberos serían su mejor inversión.

Una tarde teníamos que ir a visitar un cliente, así que nos subimos las dos a un taxi.

Íbamos por la Sheikh Zayed Road, la avenida de varios carriles, casi autopista, que recorre Dubai de punta a punta, y cuando estábamos pasando por la parte vieja, donde se encontraban los primeros edificios, antes de llegar a Al Safa* me dijo: "Nati, mirá para arriba… los edificios ¡qué belleza!".

En su voz se notaba el agradecimiento a la vida misma por permitirle disfrutar semejante vista.

Yo pensaba: "¿qué les ve a los edificios? Están en el medio del desierto, todos marrones, llenos de tierra y polvo, más feo que este lugar no hay. ¿Dónde ve la belleza?".

Para no arruinarle el momento, le dije: "¡sí, son increíbles!".

Cuando uno está enfermo, pierde el encanto de las cosas, ya nada le sorprende, uno está tan apagado que no puede ver belleza en nada ni nadie. El problema es que no se da cuenta.

En ese entonces conocí a algunas personas con esclerosis múltiple, recuerdo una inglesa que trabajaba en el cuarto piso del edificio donde yo trabajaba. Hacía 7 años que se inyectaba una droga en la panza, todos los días.

Un día me mostró su panza, me miró y me dijo: "esto no tiene cura, es para toda la vida. Además, las drogas son muy caras."

Me habían contado que Majid Al Futtaim*, el dueño de la compañía donde trabajábamos, la ayudaba para comprar las drogas. Yo me preguntaba qué iba a hacer esa mujer cuando no trabajara más allí.

Por un momento se me cruzó por la cabeza si a mí también me iban a ayudar a pagar las drogas... ¿Cómo podían ser tan caras si ni siquiera te curaban?

Fue un panorama aterrador, de alguna manera hice oídos sordos, jamás me había imaginado mi futuro así, y no lo iba a hacer en ese momento.

Había llegado el momento en que la sociedad me consideraba una enferma grave.

Era muy raro que alguien me dijera algo con respecto a mi enfermedad, no sé si no se atrevían o yo no les daba el espacio para hacerlo.

Siempre recuerdo al papá de una amiga que había ido a Dubai de visita. Estábamos en el jardín de la casa de ella, había mucha gente. Estaban haciendo asado, había música, todos hablaban. Los dos estábamos sentados afuera, él me hacía acordar mucho a mi papá: su edad, su historia, su manera de hablar. Era muy ameno conversar con él.

En un momento me dijo: "me contó algo mi hija de lo que te dijeron los doctores". Hizo una pausa.

Entonces yo le respondí con una voz un poco temblorosa: "sí, me diagnosticaron esclerosis múltiple". Él me miró fijamente y me respondió solo con un gesto, como transmitiéndome que lo sentía mucho. Yo le sonreí.

Quedamos en silencio.

En ese momento me acordé de mis papás y sentí su preocupación y silencio, el mismo que me transmitió el papá de mi amiga.

Sentí el desconsuelo de lo que era la realidad para ellos.

Sentía rondando la preocupación, el miedo; agradezco cada día que jamás le presté atención a lo que la gente podía llegar a comentar, el "quizás deberías" o dejé que lo que me querían transmitir interfiriera en mi manera de pensar y actuar en mi vida, sabía perfectamente que era un tema mío y solo mío, nadie más que yo sabía cómo me sentía y lo que necesitaba en ese momento.

Lo que más necesitaba era no creer que estaba enferma, estaba en un momento de procesar todo el escenario, necesitaba espacio, silencio, seguir con la vida que tenía, que no estaba tan mal más allá de la salud.

No podía ver la realidad, aceptar que estaba enferma, sentía que si lo hacía me iban a convencer de tomar drogas, y yo no quería eso para mí.

Si me declaraba enferma yo misma, no iban a quedar posibilidades de que yo misma o alguien más pudieran ayudarme.

La resistencia a todo era mi refugio, me resistía a que mi mente empezara a navegar por caminos que yo no quería, tenía miedo de perder el control de mi vida, de lo que yo era, y dárselo a alguien que no entendiera lo que significaba este cambio para mí.

Así fue, no escuché a nadie y esperé a ver qué pasaba, con la enfermedad a cuestas.

Hoy sé que en todo momento había un alma a mi lado que sabía cómo acompañarme... Alejandro.

Él estaba ahí para escucharme y respetar mis momentos de silencio.

Él tenía una fe enorme en mí y en lo que tuviera que ser.

CANTO
DE ÁNGELES

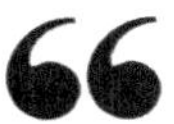

A los meses de haber pasado mi primer episodio de la esclerosis múltiple, un día llegué al trabajo alrededor de las 8 de la mañana y busqué un lugar en el estacionamiento del Deira City Center, un shopping que quedaba enfrente del edificio.

Estaba contenta, era un día hermoso, estaba estrenando ropa que me había comprado para ir a trabajar.

Estacioné mi camioneta en un lugar vacío, y de repente: ¡un estallido! Traté de abrir los ojos, despacito, fue como si me hubiese desmayado y me encontré llena de polvo, pegado por todos lados: ¡el airbag había explotado!

Al tratar de abrir la puerta, no pude mover mi brazo izquierdo: el impacto del airbag me había quebrado los huesos radio y cubito del antebrazo en dos partes.

Sentí el dolor de mi brazo colgando, así que traté de acomodármelo con la otra mano y me lo puse hacia el pecho. Traté de abrir la puerta con la mano derecha, empecé a gritar: Help! Help! (¡Ayuda! ¡Ayuda!). Una persona que trabajaba en mi edificio me vio y vino corriendo, llamó a la policía, a la ambulancia y a Alejandro.

La policía no podía entender cómo había sucedido todo: mi auto estaba estacionado y no tenía ninguna marca en el frente, de alguna manera el auto había tocado la pared bajita que tenía adelante, y el airbag se había activado. Hasta el día de hoy, lo que pasó, es un misterio.

Arriba de la ambulancia, lo único que recuerdo es que les pedí a todos que fueran más despacio, los movimientos bruscos, frenos, dobladas y aceleradas de la ambulancia hacían que mi brazo se moviera y no podía más del dolor.

Llegamos al Rashid Hospital, un hospital de medicina general y cirugía muy importante en Dubai, me hicieron la registración correspondiente y rayos X.

Me dejaron en una habitación sentada en una camilla, esperando hasta que me pudieran hacer una cirugía, tenía los huesos fracturados y astillados.

Ahí me encontraba, agonizando en este hospital.

Tanto era el dolor que ya no lo sentía, me salía de adentro un sonido de sufrimiento como si viniese de mi alma, siempre digo que era el mismo sonido que hacen los perros cuando lloran, cuando están tristes, cuando están lastimados.

Estuvimos esperando para mi cirugía 10 horas.

Ya entrando a la sala donde te preparaban para la operación, les dije a los médicos que tenía esclerosis múltiple (¡me costaba tanto decir estas palabras!), pero por las dudas que la anestesia general pudiese traer algún inconveniente... También les aclaré que era posible que estuviera embarazada.

Efectivamente, me hicieron una prueba de embarazo en el momento, y dio positivo. Todas las enfermeras y anestesiólogos empezaron a felicitarme... no lo podía creer, ¡qué situación más extraña!

En la camilla yendo a la sala de cirugía pasamos por el lugar donde esperaban Alejandro y una pareja de amigos. Ella era española y él, francés. Y yo a los gritos: ¡¡¡estoy embarazada!!!

La cirugía salió muy bien, me pusieron una placa de platino para unir los huesos y mi brazo, de tantos puntos, quedó como un matambre cocido.

Después de la cirugía, ya de noche, me llevaron a la sala general de mujeres del hospital. No había sala privada en el momento.

En el mundo árabe es muy importante separar a los hombres de las mujeres, está todo diseñado para que, como en estos casos, hombres y mujeres no se crucen, así que Alejandro no podía entrar a la sala a verme.

Pasé dos noches en el hospital.

Recuerdo una amiga que conocí en Dubai, oriunda de Guaminí (un pueblo que queda a 30 kilómetros del mío, en Argentina). Ella vino a visitarme con una tarta de verduras hecha por ella misma para que saboreáramos juntas, ¡y el mate!; así que detrás de las cortinas, que podíamos cerrar alrededor de mi cama de hospital, nos transportábamos a nuestra tierra tan querida.

Las noches en esa sala de internación eran en silencio; por suerte yo estaba cerca de donde se encontraban las enfermeras, la mayoría de ellas eran filipinas, charlaban y se reían toda la noche. ¡Eran tan simpáticas!

De toda esta experiencia en el Rashid Hospital, lo que más me llamó la atención fue una abuelita que estaba en la cama en diagonal a la mía; era muy bajita, chiquita, flaquita, tenía todo el pelo blanco.

Ella todas las noches se ponía el camisón, se sentaba en la cama, se peinaba y se ponía talco en la cara, en el cuello y en las manos. Se recostaba, se tapaba y empezaba a cantarle a su Dios, ¡Allah! ¡Allah! ¡Allah!, ¡Allah*! era la letra de su melodía; era lo único que escuchábamos en toda la sala, todas las mujeres internadas, que éramos más de diez y las enfermeras, escuchábamos su voz en silencio, tan bella, tan adorada.

En las mañanas su hijo la venía a visitar, ella ya estaba lista, cambiada y perfumada desde temprano, cuando le anunciaban que su hijo la estaba esperando, ella salía despacito a recibirlo a la sala de visitas.

Recordando estos días, me atrevo a soñar despierta e imaginar que esa abuelita era la versión árabe de mi bisabuela Felicidad, que había venido a esa sala de internación para decirme que estaba conmigo acompañándome, con sus historias, con sus recuerdos, con su pelo blanco, con su talco perfumado y su canto de ángeles.

Esa abuelita era una lucecita, era mensajera, era fe, era agradecimiento.

Por otro lado, viendo mi brazo lleno de puntos y sin movilidad, sabía lo que tenía por delante: dos meses de rehabilitación, en casa, sin poder ir a trabajar.

El universo una vez más conspiró para que desacelerara mi marcha, para que frenara, para que me diera cuenta de que había otras prioridades que no estaba atendiendo, había algo mucho más importante y no le estaba prestando atención.

LA PROMESA INQUEBRANTABLE

Luego del accidente, disfruté mi embarazo como nunca me lo imaginé, me dediqué a estudiar cómo ser mamá, a comprar todo lo que hacía falta para recibir al bebé y a preparar con mucho amor su llegada.
Fue maravilloso.

Además, estaba tranquila, porque como la naturaleza es sabia, la esclerosis múltiple con el embarazo se adormece.

Recuerdo al doctor diciéndome que quizás debería considerar tener muchos hijos, me hacía reír.

Pero la enfermedad se hizo cargo de avisarme que seguía ahí. Había posibilidades de que luego de tener a mi hija, mis defensas cayeran y tuviese un nuevo episodio. Así sucedió al mes de haber nacido mi hija, Catalina.

Se me empezaron a dormir los pies de a poco; en un par de días tenía los pies y manos con un intenso hormigueo.

Mis padres estaban de visita en Dubai. Decidí ir al hospital ya que el hormigueo se iba agravando, y sabía que no iba a parar.

Enseguida me atendieron y me hicieron todos los estudios correspondientes, chequeo, análisis y resonancia magnética.

Luego de esperar los resultados, nos llamaron al consultorio del doctor, que era uno de los iraquíes. Estábamos mi marido, mi papá y yo.

Hacía frío, estaba oscuro, recuerdo las paredes blancas con cuadros de cuerpos humanos colgados por todos lados. Yo solo miraba los cuadros, estábamos todos en silencio mientras el doctor abría su sistema en la computadora.

No había duda: tenía nuevas lesiones en el cerebro y médula espinal, el doctor nos mostró cada imagen, describiendo cada detalle. Me habló muchísimo, me pidió por favor que considerara empezar a tomar las drogas, que fuera consciente de que no había cura de la esclerosis múltiple y que con las drogas la podía llegar a controlar para que no siguiera avanzando.

Mi marido me pidió en ese momento que lo pensara y mi papá, a quien le íbamos traduciendo lo que el doctor comentaba, me dijo: "Nati, qué vas a hacer, quizás sea lo mejor, tenés a la bebé ahora, bueno, no sé qué decirte".

Con la lista en la mano de todas las drogas disponibles en el mercado, que una vez más el doctor me escribió en un papelito para que me llevara, y con su mensaje de esperanza de que quizás el tratamiento me podía ayudar a controlar el avance de la esclerosis múltiple, tuve el coraje de decirles a los tres: "¡denme otra oportunidad, esta es la última, se los prometo!"

El silencio, la aceptación y el respeto de estos tres seres maravillosos fueron sin duda el primer empujoncito hacia mi sanación.

"Si me enfermé sola, me tengo que curar sola".

"La enfermedad yo la traje y la tengo que dejar ir".

"El cuerpo humano es tan perfecto que debe tener una manera, un mecanismo de regenerarse y sanar".

"Yo no creo que Dios nos haya diseñado para que podamos enfermar y no para que nos podamos curar".

Todos estos eran mis pensamientos.

No hablaba con nadie de lo que pensaba, había decretado hacía tiempo que este desafío era solo mío, sabía que si pedía opinión iba a retroceder.

Me dediqué a aprender a ser mamá y disfrutar a mis padres, que se quedaron varios meses con nosotros.

Luego viajamos a mi país, Argentina, a disfrutar el verano con nuestra hija. Pasé la navidad en familia, en casa de mis padres, con mis hermanos, y fin de año en la playa de Uruguay, con mis cuñados y sobrinos.

Todo bien lejos del Neuro Spinal Hospital; ni un momento me acorde del tema, lo mantuve bloqueado totalmente.

La promesa que había hecho tenía tanto poder, que imaginé que tendría sus beneficios por sí sola, y al estar lejos del Neuro Spinal Hospital, inconscientemente creía que la enfermedad no estaba conmigo, que se había quedado en Dubai, quizás con mi doctor.

Desde el fin del mundo, cuando me acordaba de mi doctor iraquí, el hospital, las enfermeras, las resonancias magnéticas, lo veía todo tan diferente.

Era una imagen ajena, triste, fría, deprimente y sin esperanza.

Yo en ese momento estaba de vacaciones con mi familia, lo que más quiero en el mundo, así que no quería que me molestaran con ese tema.

MI JARDÍN ENCANTADO BAJO LLAVE

*Durante unos años con mi hermana fuimos
a la escuela primaria rural de Casey, una
estación de tren vieja y abandonada.
La escuela estaba en medio del campo.*

Las maestras iban de los pueblos cercanos a dar clases a los niños que
vivían en las estancias y campos de alrededor.

Mi mamá era una de las maestras.

Detrás de nuestra escuela, estaba la escuelita vieja de Casey a la que
habían ido mi abuela Lucía con sus hermanos.

Era un lugar encantado, abandonado, rodeado de árboles, laureles
medicinales; ya se habían caído la mitad de las paredes, había muchos
escombros desde donde nacían flores y pastos llorones.

Era tan especial vivir mis días de niña jugando y aprendiendo en esa
escuela, sabiendo que ellos de niños habían jugado en el mismo suelo,
en el mismo lugar, en la escuelita vieja de atrás.

Había veces en que me los imaginaba corriendo en el recreo y pensaba
qué lindo sería retroceder el tiempo para poder verlos de verdad.

Mis compañeros y amigos llegaban a la escuela a caballo, en tractor, en
las cajas de la camioneta, todos felices, vestidos de guardapolvo blanco
y peinados con moño o gomina.

Ellos vivían muy conectados con la naturaleza, conocían de los animales,
su reproducción, sus escondites, sus cualidades; cuando encontrábamos
huevitos escondidos bajo algún árbol o en los arbustos, ellos sabían si

era de gallina, de pato, ganso, avestruz o de víboras.

Recuerdo cuando decían: "¡es la época en que emigran las golondrinas tijeretas!", y llegaba el día en que veíamos desde el patio del recreo de aquella escuela a las golondrinas tijeretas pasar en bandada en el cielo celeste de la primavera.

Me recuerdo imaginándome sus vidas y también me preguntaba: "¿qué pensarán ellos de mi hermana y de mí?" Nos tenían mucho respeto, les daba a veces vergüenza hablar con nosotras; quizás porque veníamos del pueblo y éramos hijas de la maestra.

Tenía una amiga que siempre jugaba conmigo: ella tenía tres hermanas, eran muy unidas y todas muy sonrientes.

Un día la invitamos a mi casa a almorzar después de la escuela; su familia tenía que ir al pueblo de compras por la tarde, así que luego la pasarían a buscar por mi casa.

Almorzamos felices, ella estaba emocionada, mi mamá había comprado para que comiéramos de postre bananas con dulce de leche; y nunca me voy a olvidar cuando ella preguntó: "¿puedo comer una banana entera yo sola?". Y nosotras le respondimos que sí, sonriendo.

En ese momento yo tenía 8 años, y en la escuela del campo había visto otra manera de vivir la vida, con otros valores, otras posibilidades, pero esta había sido la primera vez en que vi esto tan de cerca.

También en el pueblo teníamos diferentes amigos, a la casa de mi abuela venían unas vecinitas a jugar con mi hermana y conmigo, los llamábamos: "los amigos de la casa de la abuela".

Una de ellas siempre quería ir a la cocina a lavar los vasos de jugo que usábamos. Un día nos dijo: "a mí me gusta lavar los vasos en la casa de tu abuela porque hay canilla en la cocina; nosotros en mi casa para eso tenemos que llevarlos afuera y lavarlos en la bomba o traer agua en un balde para lavarlos adentro de la casa cuando llueve o hace frío."

También teníamos los amigos del centro, algunos con bicicletas nuevas, los últimos patines, bolsas llenas de bolitas, cumpleaños llenos de amigos y regalos; otros conocían el mar o habían viajado al exterior, usaban ropa de moda; era otra realidad completamente distinta.

Llegué a comprender profundamente a la gente humilde: ellos tenían algo muy diferente al resto; podían tener poco o mucho, pero siempre contemplaban un agradecimiento constante hacia todo lo que les pasaba alrededor, a sus amigos que los escuchaban, a sus maestras que les enseñaban a leer y escribir, hermanos que compartían todo lo que tenían, padres que los alimentaban de la mejor manera que podían, vecinos que estaban disponibles para ayudar, animales que le daban la leche de la merienda o que los acompañaban para dormir la siesta bajo algún árbol; siempre agradecidos y respetuosos hacia la vida misma… ¡era tan hermoso pasar tiempo con ellos!

Mi infancia entre la vida del pueblo y el campo fue sin duda una de las experiencias más enriquecedoras de mi vida.

Mi cuestionario seguía llenándose: cómo podía ser que hubiéramos nacido todos con tantas diferencias; gente que vivía cómoda y otros a los que les costaba calentar su casa los días de frío, niños con familias numerosas y otros sin padres, gente saludable y gente enferma, gente con trabajo bien pago y otros en búsqueda de trabajo día tras día para comprar su comida, gente que se veía feliz de vivir esta vida y otra gente triste, sufriendo y sin esperanza. Y todos viviendo en el mismo lugar.

Se me abrió un abanico gigante de preguntas y me desilusionaba pensar en ello, ¿por qué no había conocido a nadie hasta el momento con mis mismos interrogantes? ¿Por qué no había escuchado alguna respuesta?

El tiempo pasó hasta que llegaron diez años muy duros para mí y para mi familia.

La muerte tocó la puerta varias veces y sin cesar, se llevó a muchos seres queridos de repente, entre ellos mi tía joven, la hija menor de mi abuela Lucía.

El dolor de mi abuela fue desgarrador.

Los mormones y evangelistas tocaban la puerta con sus libros y folletos para hablarle de Dios, ella a veces los escuchaba unos minutos y a veces les agradecía y les pedía que se fueran.

Durante esos años mi papá y mi mamá decidieron irnos a vivir a la ciudad de Buenos Aires, un cambio tan grande a esa edad que hay partes que no recuerdo de esa época; pero si recuerdo cuando llegó el día de irnos de mi pueblo, no quería sentir el dolorosísimo momento de dejar mi infancia atrás.

Fue como sentir que me arrancaban una parte de mi vida.

Volvíamos a mi pueblo a cada rato, ir a lo de mi abuela era lo más lindo.

Al poco tiempo murió mi abuelo Alberto, el marido de mi abuela Lucía y compañero de toda la vida, otra pérdida para ella y todos nosotros.

Él era mi cómplice amado; uno de mis maestros y yo, su princesita.

Y al siguiente año partió de este mundo a sus casi 98 años mi adorada bisabuela Felicidad.

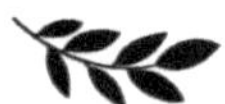

Pasaron algunos años y de a poco empezó otro capítulo en mi vida. Al mismo tiempo vi a mi abuela Lucía salir adelante, le costó muchísimo, a cada persona que veía ella le contaba su sufrimiento, necesitaba respuestas. No entendía por qué tanto dolor, tantos años de pérdidas... ¡Todo era tan diferente!

Un día nos estábamos yendo de una visita a mi pueblo, de regreso, a nuestra nueva casa en Buenos Aires, y antes de subirme al auto le dije: "abuela, vuelvo el fin de semana que viene a verte". Ella se puso feliz, era una persona tan linda, abrió los brazos como los portugueses y empezó a festejar que volvía el fin de semana siguiente para quedarme unos días con ella.

Ese fue el último día que la vi, más iluminada, dentro de ella había entendido, había aceptado lo que había pasado con su hija, y algo más grande la hacía sonreír.

Mi abuela, mi bella, su tarea en esta tierra había terminado.

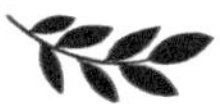

Cuando falleció mi abuela Lucía, mi familia no sabía cómo contárselo a la abuela Marina, ellas se querían mucho y no queríamos que la noticia le hiciera mal. Era más viejita: queríamos protegerla.

Recuerdo ese momento, ella escuchó atentamente la noticia y dijo: "era tan buena Lucía, que en paz descanse", con una certeza de que así sería.

Nos dejó a todos en silencio, me convencí de que cuando una persona llega a cierta edad, entiende de Dios y de la vida mucho mejor, que quizás no hay palabras para describir lo que se siente o que no estamos preparados para entenderlo hasta que llegamos a viejos.

Sentí lo que es ir a un velatorio, varias veces, y que sea tu ser querido el que se fue, que la gente venga a darte el pésame… Es un vacío imposible de llenar.

Cada vez que me iba de mi pueblo, dejaba la pérdida de seres queridos que se sentía como abandono.

Dejé el corazón entero bajo algún árbol para que lo cuiden los animalitos, las mariposas y los girasoles de verano, y sellé mis últimas preguntas en él: ¿qué significan la vida y la muerte? ¿Adónde vamos después de la muerte? ¿Ya no existimos más? ¿Para qué sirve todo esto? ¿Para qué tanto sufrimiento?

Me olvidé de mi Dios, ese amigo que me había dejado aquí, en este mundo, parecía que a él le daba lo mismo que lo quisiera o no; no entendía por qué me había quitado lo que más quería en la vida, no entendía cómo él se imaginaba que lo podía llegar a querer si había permitido tanto sufrimiento, cómo pretendía que lo quisiera con el dolor que tenía en mi corazón. Dejé de a poco de creer en su magnificencia, no lo miré más, no le dirigí la palabra, le di a entender que me había perdido para siempre.

Tantos años de preguntas sin respuestas, tanto dolor alrededor sin explicación.

LA ÚLTIMA LLAMADA

A los dos meses de haber regresado del fin del mundo a Dubai, donde habíamos pasado unas vacaciones hermosas con nuestra familia; volví al hospital, esta vez con la mitad del cuerpo adormecido.

Parecía como si tuviera dibujada una línea del ombligo para abajo y para arriba, perfecta, de un lado dormido y del otro no, por delante y por detrás.

De vuelta a encontrarme con mi doctor, las enfermeras, y las máquinas de resonancia magnética. ¡Qué pesadilla!

Cuando me pinchaban en diferentes lugares del cuerpo, como en la cara, brazos, manos, piernas, pies, no sentía el pinchazo del lado izquierdo, sentía que me ponían algo, pero extraño. Me corría una sensación de electricidad.

Me costaba caminar, había perdido el equilibrio y las palabras a veces no las decía con facilidad. Pero esto nadie lo sabía.

Ya en la habitación de resonancia magnética pensé en preguntarle al especialista si me podía decir lo que veía en las imágenes, tenía la esperanza de que me dijera que lo que yo tenía no era tan grave. Pero cuando estaba dentro de la máquina con la mitad del cuerpo dormido, pensaba: "lo que me está pasando es terrible, las imágenes se deben ver irreparables. Mejor ni preguntarle, no quiero ver su cara."

Me recibió el doctor en su consultorio, con los resultados en su computadora; y me mostró con detalles las imágenes con las nuevas lesiones en mi cerebro y médula espinal.

Confirmado que la enfermedad seguía avanzando.

Mi doctor ya no sabía qué hacer conmigo.

Lo noté enojado, no podía entender cómo no empezaba el tratamiento de drogas.

Me volvió a escribir las drogas en un papelito y hasta me llegó a decir que no me iba a atender más si no tomaba conciencia del peligro en el que estaba, los períodos entre episodios se iban acortando y la enfermedad seguía avanzando muy rápido.

Lo escuché atentamente y le respondí: "gracias doctor, lo voy a volver a pensar".

Salí del consultorio sin mirarlo a los ojos, no quería sentir su pérdida de confianza en mí; no quería sentir lo que yo suponía que él pensaba: que estaba jugando con mi salud. No quería que creyera que no lo respetaba como médico; no quería que creyera que su prescripción no fuera seria para mí; no quería perder nuestra conexión, la única que tenía con un profesional de la salud.

Pero de verdad, nada de todo lo que me ofrecían era suficiente para mí.

Quizás en ese momento todos pensaban que era caprichosa e inconsciente, pero era lo que menos me importaba, yo tenía y sentía profundamente el derecho de decidir qué hacer con mi cuerpo.

Desde el consultorio me fui a la guardia a empezar nuevamente con las dosis de corticosteroides por sangre para desinflamar el sistema nervioso.

Sentada en la camilla de la enfermería de a poco me empecé a sentir mal: estaba enojada, irritada con toda la situación y mientras mi mente vagaba por lugares donde están escritas todas las dudas del universo, buscando una respuesta, tenía a las enfermeras arriba mío apretando mis brazos para buscar una vena para inyectarme la medicación, apretujándome con cables, algodón con alcohol... Me ponían y sacaban la aguja, y ¡volvían a ponerme y a sacarme la aguja! Y llegó un momento en que no lo soporté más.

De repente agarré a la enfermera del brazo, la corrí de mi lado y empecé a los gritos a decirles que no sabían lo que hacían. ¡Cómo podía ser que no me encontraran las venas! ¡Mis brazos estaban cansados de tantas agujas!

Me levanté, agarré mis cosas y salí furiosa del hospital.

Corrí tanto como pude, llorando y a los gritos, y me quedé sin aire; paré por un momento y luego empecé a caminar.

Casi arrastrándome, con la mitad del cuerpo con hormigueo e hinchada, ahí me vi, de nuevo, como hacía dos años, caminando por la calle de atrás de Jumeirah Beach Road.

Todo seguía igual, peor.

Volví sin ganas al hospital, lamentablemente no me podía ir a casa así, con la mitad del cuerpo dormido.

Entré a la guardia con la cabeza baja. Me imagino lo que habrán visto todos, me estaban esperando. Nadie dijo nada.

Por un momento pensé que debían pensar que era una loca. Pero por otro lado me dije a mí misma: "si ellos ya me creen enferma, bueno entonces estoy enferma para ellos, imagino que se justificarán mis actos ¿no?"

Me atendió otra enfermera que ya conocía; con su mejor voluntad y sonrisa hizo todo el procedimiento con mucho cuidado. Mientras me ponía la aguja tan temida, respiré profundo y le agradecí.

La soledad que uno siente es inexplicable, nadie sabe nada de tu enfermedad, te atienden y no te conocen, no saben lo que pasa por tu cabeza, no saben lo que causa tanto dolor, no saben cómo sanarte, no saben qué decirte, ni qué hacer contigo.

En este hospital, entendí que lo único que los doctores me podían ofrecer eran las drogas de los papelitos, que jamás había leído, ni iba a leer.

Para ellos había que seguir el tratamiento de drogas de por vida.

Viví muchos años en otras tierras, dentro de mi país y extranjeras.

Siento que tengo el espíritu de mi bisabuelo Francisco que se animó a cruzar el océano varias veces de Portugal a Argentina, un espíritu de atreverse, de viajar, descubrir los tesoros que la madre tierra tiene en cada rincón de su casa, de conquistar, de ser ciudadano del mundo.

También siento que llevo el espíritu de mi bisabuela Felicidad: ese espíritu que siempre extrañó sus raíces, su gente, sus costumbres pero que se adaptó y, con una sonrisa a la vida, sembró y saco sus frutos.

Alejandro y yo somos de dos lugares diferentes de Argentina, como lo eran mis bisabuelos en Portugal.

En nuestro caso nos conocimos en Miami, pero como ellos, al poco tiempo de estar de novios decidimos embarcarnos en una nueva aventura; la nuestra fue "Emiratos Árabes Unidos"

Los cambios de lugares siempre los viví con mi espíritu aventurero y lleno de excitación; pero también sin saberlo revivía un profundo dolor silencioso.

Recuerdo cuando me fui de Argentina por primera vez con destino a Miami, me despedí de mi familia y amigos en el aeropuerto como si me fuese al pueblo de al lado. No quería pasar por las emociones que conllevan una despedida.

Pero a la semana de haber llegado a mi nueva casa, estaba preparándome para tomarme un avión a otra ciudad de Estados Unidos y de repente me agarró un dolor intenso en la espalda que me dejó varias horas tendida en el piso de mi departamento, sin poder moverme. Tenía infección de riñón. No pude viajar.

Durante muchos años ya viviendo en el exterior, cada vez que volvía a mi pueblo a visitar a mi familia me enfermaba, con gripe, resfrío, dolor de estómago, fiebre.

Hoy veo a mi corazón debajo de aquel árbol donde lo había dejado, por mucho tiempo, sin que yo me diera cuenta. Seguía ahí, solo, con su dolor, sus recuerdos, sus preguntas, y de a poco con el tiempo se iba endureciendo.

Cuando uno no está completo, cuando uno no levanta todo lo que fue dejando, el cuerpo se empieza a deteriorar.

La vida me fue poniendo a prueba cada vez más, todo era cada vez más difícil con mi salud, y al mismo tiempo sentía que iba contra la corriente: todo lo que me decían que tenía que hacer no era lo que yo consideraba que fuera bueno para mí.

Luché tanto por mis valores y lo que yo consideraba que era la verdad, que ya no sabía quién era.

Y ahí estaba, en Emiratos Árabes Unidos.

Sin fuerzas, agotada, desarmada, perdida y sin encontrar la salida.

HIJA DE DIOS

—————

Finalmente llegó un día en que me atreví a mirar a los ojos a la esclerosis múltiple y le hablé cara a cara.

Le dije: "Yo te cree, está bien que te quedes conmigo, eres parte de mí."

Y ella me respondió: "Yo te quiero, pero me quiero ir, lo siento."

¡Me quede perpleja! ¿De dónde habían salido esas palabras?

Y ahí fue cuando sentí que me moría. No entendía nada.

Un volcán en erupción dentro mío provoco una explosión con un dolor desgarrador, fulminó mi cuerpo, perdí el control. El temblor de mi cuerpo hizo que se rompieran como cristales todos los candados de dolor que llevaba cargando a escondidas toda mi vida.

La injusticia, el abandono de mis seres queridos, el desarraigo una y otra vez.

Todas las imágenes de mi historia pasaron como relámpagos por mi cabeza.

Y lloré como nunca. Sentí una onda expansiva tan intensa que me dejó tendida, agonizando, vacía y en silencio.

Sí, creí que me moría.

Al paso de los días olvidé, sin querer, el profundo dolor que sentí.

Estaba en un estado de renuncia, entrega y aceptación.

Era una entrega absoluta de mi cuerpo, de mi ser, de todo lo que fui, a la vida.

Una entrega a lo que tenía que ser, a lo que la vida quisiera. Mientras tenía en mis manos, con mucho cuidado, a la esclerosis múltiple, como un bebé perdido que busca su mamá...

Ya éramos dos, estábamos juntas, éramos amigas y confidentes.

Con un poco más de ánimo, días después, mientras jugaba con Catalina, vi algo que me hizo abrir los ojos bien grandes, y de repente con una sonrisa enorme recordé a mi niña del jardín encantado.

Me vi con mis vestidos de mangas largas con florcitas hechos de tela gruesa de invierno, con mis zapatos con medias y mis rulos dorados, rodeada de naturaleza, flores, bichitos y seres de amor. Vi esa niña cuya esencia vivía conectada con su Dios infinito, el que la cuidaba, la guiaba, perdonaba sus travesuras y la hacía feliz.

Ese Dios necesitaba que lo recordara; él nunca me había dejado, teníamos un acuerdo importante, una misión de amor que realizar juntos que había quedado olvidada. Pero él me estaba esperando.

Recordar a esa niña en absoluta libertad hizo que brillara todo mi ser. Llegué a un estado en que sentí profundamente a Dios en mi interior, a mi Dios, y recordándolo me di cuenta cuánto lo extrañaba.

Le pedí perdón por haberlo olvidado y le entregué mi vida para que la sanara y así poder continuar con nuestra misión... O lo que fuera su voluntad.

Se cayó por completo mi identidad recauchutada, esa que había creado y remendado durante todos esos años desde que lo había olvidado.

Renací, o como yo lo llamé por mucho tiempo, morí en vida y desperté.

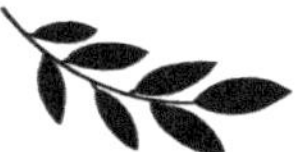

*A Dios lo encontramos en la profundidad de
nuestro ser, más allá de las heridas, debilidades,
en los escombros de la torre derrumbada, esa
torre que construimos para él, para mostrarle
todo lo que pudimos ser, lograr, hasta donde
pudimos llegar.*

*Esa torre que construimos con pocas
herramientas, o con herramientas atadas con
alambre, un poco ciegos, un poco cojos, con
mucha hambre de amor.*

*Esa torre no puede sostenerse, no encuentra ese
cielo azul, las escaleras no nos llevan a ese lugar
que añoramos desde que llegamos a esta tierra.*

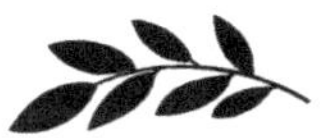

En mis sueños una nueva visión de mi reencuentro con Dios apareció, y me ayudó en esos momentos a sentirlo con más fuerza.

En mi sueños Dios bajó a la tierra y yo, ante su presencia maravillosa y eterna, me arrodillé frente a él. Juntos, vimos como toda mi historia terrenal se desmoronaba, y solo con el alma, nos miramos a los ojos y recordamos nuestro trato. Con mucha ternura y compasión me tendió la mano, sentí que estaba completamente sana, los dos supimos que debíamos continuar con lo que habíamos planeado mucho tiempo atrás. Me ayudó a levantarme y nos fundimos en un abrazo de amor.

Él es mi Dios.

Él y yo habíamos decidido SANAR.

Dejando la puerta abierta, sin nada que estorbara en el camino, junto con Dios, sentí que la sanación empezaba a suceder. De a poco, empezaron a aparecer mis sonrisas, mis ganas de conectarme con la naturaleza y de llevarme el mundo por delante.

Ahora sí, mi enfermedad se empezó a convertir en mi mejor amiga de la vida.

La acepté en mi vida, la abracé con todas mis fuerzas, le agradecí por todos sus llamados de atención, la entendí, la conocí, la interrogué para que me diera señales de cómo podía hacer para liberarla, y la empecé a querer de la misma manera que me empecé a querer a mí misma, despacito y con compasión.

La energía que sentía era distinta, eran como olas recorriendo mi cuerpo, se movían con una frecuencia diferente, como si me cayera energía del cielo, todo estaba en continuo movimiento.

Mi única prioridad en ese momento era sanarme por completo, recuperar mi salud.

Parecía un caballo ensillado con anteojeras, tenía una tarea bajo la ley divina, no tenía otra cosa en la cabeza que no tuviera que ver con mi sanación.

Mi foco, atención y camino era hacia adelante.

MAESTRA
DE MI VIDA

Hubo alguien muy importante que fue parte de mi adolescencia y le dio forma y peso a esta misión de sanación que decidí tomar con tanta convicción.

Hoy estoy segura de que ella sabía que esto sucedería.

Cuando tenía 15 años conocí a Mirna, era licenciada en informática, profesora en la universidad, historiadora, astróloga, terapista floral, estudiosa de la medicina china, antroposofía, metafísica, practicante del Tao I-chin y del Tarot. ¡Una vidente con todas las letras! Podía ver el futuro del mundo, de sus pacientes, las causas de las enfermedades, cómo funcionaba nuestro cuerpo, mente y espíritu, hasta los más misteriosos laberintos de la vida.

Mirna vivía en su departamento del barrio Once, en Buenos Aires, Capital Federal.

Allí encontrabas todo lo más esotérico y natural que podía existir en el momento y en el mundo entero: sus libros, escritos, investigaciones, artículos de médicos prestigiosos, filósofos, arqueólogos, objetos, gráficos, esencias, hierbas, semillas, algún tejido macramé que hacía como meditación, e infinitas cosas más. El conocimiento que había en ese departamento de la calle Bartolomé Mitre era IMPRESIONANTE.

Ella había tomado algunos cursos con mi mamá y de ahí la conocíamos.

Cuando la conocí le pedí que me hiciera mi carta natal; después de un tiempo empecé a ir a su casa a aprender astrología y, sin querer, me convertí en su discípula.

Con ella aprendí acerca de la medicina milenaria china, la sabiduría de nuestros ancestros, el poder de las hierbas medicinales, los caminos de las almas, que somos energía, que el tiempo no existe, que vinimos a la tierra a sanar.

Ella, como mis abuelas, me repitió una y mil veces: ¡la vida es bellísima, Nati!

Cuando miraba mi carta natal me decía que yo venía del futuro, que tenía que estudiar análisis de sistemas de computación, que tenía que trabajar con inteligencia artificial, que me tenía que mudar a Palo Alto, California, que tenía que seguir estudiando toda mi vida, entre miles de otras cosas... Luego se perdía y seguía con comentarios como: "no hay que mutilar más a los animales, los campos tienen que llenarse de cereales, que no me olvide de mi tierra, el agua se va a acabar". Tantas cosas que eran lejanas a la vida de ese momento, a tan temprana edad, que era un desafío integrar tanta información.

Pero todo aquello me resultaba fascinante.

Cada vez que te ibas de su departamento salías con frascos de esencias florales donde el Walnut* no podía faltar, te protegía de los enemigos ocultos.

También te llevabas frascos con un popurrí de hierbas medicinales para la memoria, para eliminar tóxicos, para armonizar el cuerpo.

Títulos de libros sugeridos, incluyendo recetas naturistas de la Era de Acuario, que a veces cocinábamos juntas, más todas las notas de todo lo que habíamos hablado ese día...

Me fascinaba todo lo esotérico y me quedaba horas y horas escuchándola, su elocuencia era de otro planeta.

Amé estar a su lado con nuestro mate días enteros, por años. Era tan mágica, tan única, tan "ella".

Mirna fue una maestra, para muchos de nosotros, una mujer medicina.

Ella fue un eslabón importante en mi camino, me guio sin que yo supiera para llegar a mis respuestas anheladas de la vida. Pero más que nada me dejó parada, o más bien enraizada, en la puerta de mi gran misión, la sanación.

GUÍA DIVINA
HACIA LA PÓCIMA MÁGICA

Con una misión por delante y sin perder mucho el tiempo, me senté frente a la computadora a buscar información de casos de personas que habían sido curados de esclerosis múltiple. Estaba segura de que alguien en el mundo tenía que haber.

Encontré una clínica en un pueblo en China, donde practicaban la Medicina Tradicional y trataban enfermedades como el Parkinson, Epilepsia, Esclerosis Múltiple, entre otras; recomendaban internarse por lo menos tres meses.

No tuve dudas de que podía ser mi primera meta, no tenía nada que perder. Me parecía una gran idea presentarme ante un grupo de médicos que ven el cuerpo como un todo y tratan las enfermedades con otra filosofía, y nada menos que en una clínica situada en una montaña en China.

En su página reportaban casos exitosos de personas que habían sanado sus enfermedades. Todos los testimonios estaban ahí, en internet.

Mi marido y la compañía donde trabajaba, Majid Al Futtaim me apoyaban en mi decisión. Su prioridad para ellos siempre fue mi salud, solo tenía que empezar a organizar el viaje.

Era impresionante cómo mi cabeza no tenía otra cosa más que mi sanación, ¡y claro! cuando la intención es fuerte, todo lo que está alrededor se va acomodando.

Por esos días, volviendo del trabajo por otro camino, vi un cartel marrón y blanco que decía Dubai Herbal Center. Me pregunté qué sería eso y decidí pegar la vuelta en la rotonda. Hoy sé que la guía divina fue la que me llevo por ahí.

Cuando iba llegando no podía creer lo que veía, era surrealista.

Hoy me pregunto si habrá sido real.

Era un edificio blanco, de una planta, en el medio del desierto rodeado de vegetación. Dejé el auto bajo un toldo, estacionamiento que estaba al lado del edificio, y caminé hacia la entrada principal bajo el calor abrasador del sol de Dubai.

Me paré en la puerta de entrada sin poder ver nada hacia adentro por el reflejo del sol en el vidrio y me llamó la atención el ruido de agua cayendo detrás de mí.

Al darme vuelta vi una fuente bellísima de agua fresca y cristalina; observé las plantas y flores de alrededor y al levantar la mirada lo único que vi fue arena y más arena... un paraíso en el medio del desierto.

¡Decidí entrar!

El olor al abrirse las puertas era diferente, especial, mezcla de hierbas con energía refrescante. Sin dudas era un lugar holístico.

Dubai Herbal and Treatment Center era un centro de medicina holístico en un lugar medio desértico en ese momento, que había fundado en el año 2003 su alteza el General Sheikh Mohammed Bin Rashid Al Maktoum, Vicepresidente de Emiratos Árabes Unidos, el jeque de Dubai.

Los tratamientos que ofrecían eran con Medicina Tradicional China, Homeopatía y Ayurveda.

Sin pensarlo saque ahí mismo un turno con una tal doctora María.

Volví a casa maravillada.

Llegó el día de mi turno en el Dubai Herbal and Treatment Center. Llegué temprano, hice la registración en la recepción y enseguida una enfermera me llevó a una sala a pesarme y tomarme la presión; luego me pidió que aguardara ser atendida en la sala de espera.

Las revistas en la sala de espera mostraban los colores de la naturaleza, publicidades de comida orgánica, artículos de cómo cuidar tu cuerpo, mente y espíritu, lo importante de la actividad física, dormir, descansar.

Estaba en un lugar donde la filosofía de vida se parecía más a la mía.

Me llamaron y, para mi sorpresa, la doctora que me atendió y la única de la clínica ¡era española! Ella era María.

Fue una alegría enorme poder contarle a una doctora, a una mujer, lo que me estaba pasando, con mis propias palabras, en mi propio idioma; sentía que la vibración de mis palabras transmitía mucha más información de lo que estaba sintiendo y ella entendía perfectamente.

En el consultorio con nosotras, al lado de María, también estaba sentada una doctora china llamada Shan Xu.

Mientras yo hablaba, sin entenderme una palabra, ella me observaba atentamente e iba tomando notas en chino en su cuaderno.

Estaba emocionada, no solo porque me pude expresar, sino porque me estaban escuchando y observando con atención.

Estaban conmigo, querían conocerme, entenderme.

Les conté mi caso, paso por paso.

Todavía en ese momento estaba tomando corticosteroide del último episodio que había tenido.

Me pidieron que sacara la lengua, la observaron varias veces.

Las dos me agarraron las manos, una mano cada una y me tomaron los diferentes tres pulsos que tenemos en las muñecas. Los doctores de esta medicina pueden sentir cómo están funcionando tus diferentes órganos a través de estos pulsos.

Me observaron los ojos abriéndolos bien grandes con sus dedos; me tocaron con sus manos los pies y las manos para sentir la temperatura de mi cuerpo.

Luego me pesaron y me tomaron la presión nuevamente. Me hicieron muchísimas preguntas y muy interesantes, que ningún otro doctor me había hecho antes. Por ejemplo: qué desayuno, qué almuerzo, qué ceno, a qué hora, si prefiero comer dulce, salado, picante, amargo; cómo duermo, cuántas horas, si me despierto en las noches, en qué trabajo; me preguntaron acerca de mi familia, historia médica, por el color y olor de mi orina, cuantas veces voy de cuerpo, cómo es, de qué color, cómo es mi menstruación, de qué color, regular o irregular, abundante o no; si hago deportes, cuántas veces, cómo era mi cuerpo de pequeña, cómo era mi estado emocional, si había tenido algún trauma, si había tenido alguna operación en mi vida, hijos, cesáreas, si se me cae el pelo, si tomo algún medicamento, vitaminas, si transpiro, si prefiero tomar agua templada o fría, de a sorbitos o no, cuánta agua por día, si soy de tener calor o frío, en qué lugares del cuerpo, etcétera, etcétera.

Sentí que con todas las respuestas a las preguntas y sus observaciones de mi cuerpo estas dos médicas podían llegar a entender mi estado de salud.

Luego de evaluar toda la información y llegar en su mente a una conclusión, María me miró y me dijo: "no te preocupes, esto lo vamos a resolver, vamos a enfocarnos en todas las áreas para que no quede nada afuera."

Sentí música en mis oídos, era la primera vez que alguien me decía que me podía sanar.

Yo me preguntaba: ¿será que la enfermedad no es tan grave como me dijeron todos? ¿Me habré olvidado de contarle algún detalle importante? ¿Cómo puede ser que esté tan segura de que me voy a sanar? ¿Hay algo mágico que todo el mundo desconoce? ¿Será un sueño?

Yo le respondí: "¡PERFECTO! Dígame todo lo que tengo que hacer, que así lo haré".

Y ahí mismo la médica china habló por primera vez y en su inglés, achinado, me dijo: "YOU ARE DRY" (usted está seca).

No supe a qué se refería hasta hace unos años que estudié Medicina Tradicional China y entendí todo el panorama de cómo se encontraba mi cuerpo en ese momento: totalmente seco como había dicho la doctora china, sin sangre, sin fluidos, sin vida, seco.

Del consultorio me llevaron derecho a otra habitación a sacarme sangre para hacerme un análisis de intolerancia de alimentos.

De ahí a otro cuarto donde mi hicieron acupuntura; acostada, recordaba al acupunturista a quien había ido en un principio... ¡qué pesadilla ese día!

Como recorrido final me llevaron hasta la farmacia natural, tan estudiada durante toda mi vida. Era un lugar donde varias personas se dedicaban a tamizar, cocinar y preparar las fórmulas de hierbas para los pacientes.

¡Desde afuera se sentía el olor de esas pócimas mágicas!

Disfrutando y acostumbrándome al olor tan particular, esperé a que me entregaran mi termo de dos litros de té con una fórmula de hierbas que la doctora china había recetado para empezar mi tratamiento.

Las hierbas chinas que han sido utilizadas por miles de años para sanar enfermos son hierbas poderosas de la naturaleza, con propiedades únicas que son aplicadas dependiendo el diagnóstico del paciente.

Estas hierbas vienen de hojas, tallos, raíces, de plantas específicas nacidas en hábitats específicos que tienen propiedades únicas para la restauración del cuerpo; también de partes de algunos animales y de minerales.

Las combinaciones de sus propiedades, fórmulas y aplicaciones empezaron a aparecer hace más de 5000 años, en los textos más antiguos de lo que ahora conocemos como Medicina Tradicional China.

Utilizan la conexión de los cinco elementos, agua, tierra, aire, fuego, y madera, todos los ciclos y estados de la naturaleza y del cuerpo como un todo, para lograr el balance, la armonía en su estado más natural.

Acompañando mi tecito con cuatro cajas enormes de probióticos y vitaminas que venían de Alemania y una alegría inmensa y esperanza de que este podía ser el camino, regresé a mi casa.

Descarté por el momento preparar el viaje a la clínica en la montaña de China. Aposté por María y la doctora china, aposté por la guía divina que me había llevado hasta ahí, hasta esa clínica de medicina alternativa donde me hicieron sentir como en casa.

María definitivamente fue el segundo empujoncito hacia mi sanación.

A las semanas de empezar el tratamiento me llamaron para avisarme que habían llegado los resultados de mi prueba de intolerancia de alimentos.

Volví a la clínica para enterarme que era intolerante al gluten, al huevo, a los lácteos, entre otras sustancias que se encuentran en productos envasados y en el alcohol.

A partir de ese día mi dieta consistió solo en carnes, pescados, frutas, verduras, legumbres y semillas de todo tipo. Agua y mate.

El tratamiento duró un año.

Al principio iba cada dos semanas a la clínica, me hacían las observaciones correspondientes, me miraban la lengua, tomaban los pulsos de mis muñecas para ver si notaban algún cambio y, según cómo me presentaba, me iban modificando, ajustando la fórmula de hierbas.

Cada vez que salía de la clínica, me iba con mi termo lleno de tecito calentito recién preparado para mí, para mi cuerpo. Lo sentía como una bendición.

Confieso que me costó acostumbrarme al olor tan fuerte de las hierbas, pero con el tiempo llegó a ser mi pócima mágica más deliciosa del día.

Después de unos meses, pasé de tomar el té de hierbas que me preparaban en la clínica a tomar las hierbas en cápsulas, estas vienen en frascos y se toman con un vaso de agua. Esas cápsulas las seguí tomando por años.

Las hierbas me restauraron el cuerpo físico, ayudaron a mi cuerpo a regenerar sangre y los diferentes fluidos que necesitaba; me hacía falta ese aceite que hace que toda corrosión desaparezca.

Las hierbas, sobre todo, me ayudaron a que mi cuerpo regenerara los tejidos, en especial la mielina.

Las hierbas chinas sabían cómo hacer para que mi cuerpo volviera a su estado de balance completo, de vitalidad. Y así lo hicieron.

Esta fue una de las mejores épocas de mi vida: sentí que había vuelto a vivir.

Había recuperado mi jardín encantado de la infancia y había decidido expandirlo, aprovechar la oportunidad de poder volver a sembrar las semillitas de todos aquellos años en que había sentido tanto dolor.

Ahora, más liviana, brotarían con más fuerza y llegarían a ver el sol.

EL REFLEJO
DE MI ALMA

Comencé a vivir conectándome con los ciclos de la naturaleza, la tierra, su energía, su sabiduría.

Desafié el calor de Dubai, tuve mi huerta llena de tomates y verduras verdes de todo tipo.

Disfruté muchísimo las playas, me tomé todo el sol y me bañé en el mar salado tantas veces como jamás lo había hecho en el irresistible Golfo Pérsico.

Empecé a estudiar todo lo que se me presentara con respecto a la energía, sanación, lo esotérico… Hacía tanto que había dejado de estudiar con Mirnuchi (así la llamaba a Mirna cariñosamente). Estaba fascinada, la lista era interminable.

Me conecté con mis ancestros, mis bisabuelos, empecé a analizar su vida longeva, en qué creían, qué pensaban, cómo vivían, qué comían. Quería traer sus costumbres a mi vida.

Con una amiga visitamos un orfanato en la montaña de Khandbari, Nepal, una experiencia muy enriquecedora que me conectó fuertemente con mi niñez, el servicio hacia los demás y me dio mucha energía para seguir adelante.

La idea de visitar orfanatos se expandió y las visitas con donaciones llegaron a orfanatos en Addis Abas, Etiopia, incluido el orfanato de la Madre Teresa de Calcuta; a Bangalore, India y Jujuy, Argentina, con amigas de la vida.

Empecé a cocinar y preparar recetas ricas y saludables para todos.

Una amiga sudafricana me enseñó a hacer un pan delicioso, sin gluten, sin huevo, sin lácteos; tan exquisito y bendito que así fue llamado por muchos: el pan bendito.

En uno de los momentos de mi búsqueda del milagro de la sanación, me acerqué a la iglesia Saint Mary en Dubai y lo conocí al padre David.

El padre David había venido de India y hacía años que era uno de los sacerdotes de la iglesia Saint Mary. Él me había recibido en su oficina un día; jamás olvidaré nuestra conversación, y en agradecimiento a sus palabras le había prometido que lo iba a ayudar a juntar fondos para la fiesta de Navidad de la comunidad cristiana. Se me ocurrió hornear el pan que me habían enseñado a hacer y venderlo para cumplir con mi promesa. A todo el mundo le gustaba el pan: era sano, rico; estaba segura de que algo podía recaudar. Y no solo pudimos ayudar al padre David, sino que alcanzamos a tener varias cocinas de amigas cocinando este pan para diferentes causas. Fue un éxito, tanta gente tuvo la oportunidad de ayudar y recibir ayuda, definitivamente fue un pan bendito.

El padre David, en agradecimiento, me regaló una estatua de la Virgen de Fátima. Recuerdo que me dijo: "sentí que entre todas las vírgenes que tenía esta era la que te debías llevar a tu casa".

La virgen de Fátima es la virgen María que se le apareció a los tres pastorcitos en Fátima, Portugal, el país de donde eran mis bisabuelos.

¡Descubrí la belleza de Dubai, cada día estaba más enamorada de su gente, su cultura, sus creencias, su manera de vivir y sus edificios!

Me juré que les mostraría a mis hijos lo linda que es la vida.

Había llegado el momento en que comprendí las palabras de mi abuela Marina: "la vida es linda, nena".

¡Sí, abuela!

Durante ese año no se me ocurrió preguntarme si me estaría sanando o cómo estaban las lesiones. Estaba segura de lo que estaba pasando, lo podía sentir en lo más profundo de mi ser: lo que estaba haciendo era sanar, sanar mi ser, recuperar a "La Nati" que había yo misma olvidado. Yo sabía cómo había que hacerlo.

Cuando repaso mi historia, sus personajes, características, sus palabras, las mías, los lugares, pensamientos... veo claramente que todo era el reflejo de mi alma. Sin duda, lo que vemos a cada segundo de nuestras vidas es el reflejo de nuestra alma, ni malo ni bueno, es neutro; será malo o bueno dependiendo de cómo lo queramos ver.

Todo lo que está alrededor nuestro es una proyección de nuestro mundo interior.

Hoy veo el fuego ardiendo dentro de mí, que secó mi cuerpo, me consumió la sangre, los líquidos, hasta que deshizo mi mielina; era el mismo fuego que sentía aquellos días caminando al rayo del sol por Jumeirah Beach Road.

Hoy veo el encierro dentro de la máquina de resonancia magnética: era mi dolor encapsulado, queriendo liberarse.

Hoy veo la enfermera con su aguja pinchándome una y otra vez buscando mi vena: era mi furia que buscaba una puerta.

¡Tenía tantas emociones en ebullición, tanto dolor, tanto enojo, tantas preguntas, y, sobre todo, tanta desconexión con la energía divina, la energía por la cual estamos hechos!

Necesitaba que esa energía fluyera desde la fuente a través de mi cuerpo, la energía que nos mantiene vivos, nos nutre, nos protege. Esa energía viene del cielo y la tierra, necesitaba darle lugar, espacio para que pudiera entrar.

Estaba enojada, con una resistencia constante hacia lo más grande que existe, al todopoderoso, al omnipotente, omnisciente y omnipresente. A él le había dado la espalda como jamás se la había dado a alguien. Y esto había hecho que mi cuerpo y mi alma ardieran en llamas.

Mi corazón se había endurecido tanto que las puertas a Dios se habían cerrado.

Ahora puedo ver que era solo uno el paso que necesitaba dar, pero qué difícil fue verlo y sentirlo.

Ese paso era aceptar esos diez años de dolor, abrazarlos con todas mis fuerzas y soltarlos, dejarlos volar hasta que llegaran a la luz. Ese paso fue comprender que todo en la vida, nace, muere, se transforma, que todo cambia, y cuanto más nos resistimos a lo que nos pasa, mayor es el sufrimiento, más se expande como una nube gris y se va apagando nuestra esencia.

Ese paso era recuperar mi corazón.

El dolor necesita de nosotros, necesita que lo saquemos del aljibe oscuro y tenebroso donde no ve la luz, donde la herida sigue sangrando cada vez más.

Ese dolor nos pide a gritos que lo recordemos, que es parte nuestra.

Ese dolor desea que lo reconozcamos, que lo aceptemos, lo perdonemos, que lo guiemos hacia la luz.

Al contemplarlo con compasión, él podrá desarrollar sus alas y volar.

Y el reflejo de nuestra alma en ese instante cambiará.

Cuando nos atrevemos a dar estos pasos, renacemos una y otra vez, y nos sentimos como mariposas, livianas, bellas, transformadas.

Tenemos que aceptar con todo nuestro ser que lo que nos pasó o nos está pasando es perfecto y necesario para nosotros: no hay culpables, nada, ni nadie.

Se trata de un trato entre tú y tu Dios.

ENTRE EL CIELO Y LA TIERRA

Era mi cumpleaños. Faltaba poco para que se cumpliera un año de mi tratamiento continuo con la Medicina Tradicional China. Desde que había empezado este tratamiento no había tenido ningún episodio de esclerosis múltiple.

Esa mañana mientras desayunaba sentí el deseo de honrar los cambios que se estaban produciendo en mi cuerpo, sentí el deseo de celebrarlo con él, de acompañarlo de cerca.

Ahí mismo llamé al Neuro Spinal Hospital y saqué un turno para hacerme una resonancia magnética de cerebro y médula espinal.

Quería saber cómo se veía mi cuerpo por dentro, y si había algo más que pudiera hacer para ayudarlo en su transformación.

En la noche celebré mi cumpleaños con amigos en el restaurant PF Changs del Emirates Mall, habíamos reservado una mesa en un lugar apartado que se usaba para estas ocasiones.

Recuerdo que de primer plato era costumbre pedir Dynamite Shrimps para todos, eran mi tentación, pero yo seguía con mi dieta estricta. No fallé ni un solo día; además, yo tenía un menú preferido en ese lugar: Beef a La Sichuan. Con él, yo estaba feliz.

En la mesa les conté a mis amigos que la siguiente semana me iba a hacer una resonancia magnética para saber cómo estaba mi cuerpo, tengo tan presente ese momento, todos me decían que ya estaba curada.

Pero yo no decía nada, necesitaba esperar a ver mis resultados.

¡Y llegó el día! Cuando entramos al hospital con Alejandro, me sentía otra persona.

El lugar era el mismo y había muchas cosas que no habían cambiado: el olor de la recepción, el silencio de la gente sentada en la sala de espera, el ruido de la cafetera de la cafetería que se encontraba en el centro del edificio, el reflejo del sol entrando por las únicas ventanas que se encontraban en el techo de la misma, las pocas plantas en maceta situadas en diferentes sectores, y el frío de los ambientes, que requería tener un abrigo siempre conmigo.

Pero había pasado el tiempo, ya no pertenecía a ese lugar, sabía que solo estaba de visita.

Mientras aguardábamos en la sala de espera observaba la cantidad de mujeres árabes jóvenes tapadas con sus abayas* negras, sentadas, esperando ser atendidas, y me preguntaba si serían pacientes de esclerosis múltiple, ya que el hospital se dedicaba solo a temas neurológicos en ese momento.

Fantaseaba con hablar con ellas del tratamiento que estaba haciendo, pero dudaba de que estuvieran interesadas.

Pensaba: qué raro que no sea una opción para los emiratís. El jeque de Dubai, al que toda su comunidad adoraba, había sido el fundador de la clínica de medicina alternativa Dubai Herbal and Treatment Center, donde yo estaba haciendo el tratamiento de Medicina Tradicional China con María, doctora de medicina occidental y oriental.

Por supuesto que había emiratís en la clínica de medicina alternativa, pero no tantos como la cantidad de enfermos que había en esta sala de espera... Y los que habría en la ciudad.

"¿Qué es lo que frena a la gente? ¿Por qué no confían en una medicina milenaria? ¿La conocerán? ¿Qué es lo que lleva a la gente a inyectarse drogas de por vida?", pensaba mientras esperaba mi turno para la resonancia magnética que, por primera vez, me iba a hacer sin síntomas.

Escuché que llamaban a mi nombre, me levanté y seguí a una enfermera que me acompañó hasta la habitación donde me harían el procedimiento.

Esta vez recostada en la máquina de resonancia magnética, hablé con mi cuerpo y le agradecí por exponerse una vez más.

Lo abracé, cerramos los ojos y con una sonrisa eterna juntos pusimos la intención en que esa fuera la última vez.

El doctor me recibió en su consultorio después de casi un año sin vernos. Ya tenía los resultados. Se sentó en su escritorio, abrió el sistema en la computadora para mostrarnos las imágenes y me sonrió. No había nuevas lesiones ni en la médula espinal, ni en el cerebro. Y en la parte alta del cordón cervical tres lesiones que había, habían desaparecido completamente.

¡Qué maravilla mis queridas hierbas mágicas! Crucé con Alejandro una mirada cómplice. Él siempre supo que me iba a sanar.

En el informe, para las lesiones desaparecidas, el doctor utilizó la frase "completamente resuelto".

Con una alegría alborotada le pregunte a mi doctor: "¿no me va a preguntar qué es lo que estoy haciendo?".

No respondió nada, solo sonrió. Le conté todo. Me escuchó atentamente.

Luego me pidió que lo esperara un momento.

Salió del consultorio y volvió acompañado con el director de la clínica y el otro doctor, a quien solo vi un par de veces. Ellos eran los tres doctores iraquíes; los mismos que venían a visitarme esos días de internación.

Mientras ellos discutían y hablaban en árabe chequeando las imágenes e historia médica, yo solo observaba la situación, veía sus caras de asombro y los escuchaba tan feliz, con una sonrisa gigante que no podía disimular...

Decidí ahí mismo declararme completamente SANA Y FELIZ.

Mi cuerpo era otro gracias a la Medicina Tradicional China...

Mi mente era otra gracias a mi intención constante de sanarme y recuperar mi vitalidad.

Mi espíritu era otro gracias a mi reconexión con Dios y su guía divina.

Mi cuerpo espiritual, mental y físico, siguiendo este orden, lograron estar en armonía.

Para todos había sido un milagro.

¿Y por qué no pensar que quizás los milagros los logramos nosotros mismos?

TESORO
SAGRADO

*Vivir la experiencia de
enfermedad y sanación
me regaló un gran tesoro.*

Un tesoro que llego a través de mi corazón con conocimiento divino que me ayudo a restaurar mi espíritu, mente y cuerpo.

Un tesoro lleno de perlas que caen como lluvia cada vez que necesito una guía.

Un tesoro que dejó las puertas abiertas de mi corazón y que permitió que aquellas preguntas existenciales que tuve desde niña pudieran también encontrar algunas respuestas.

Esas respuestas llegaron a mí de diferentes fuentes, formas y matices: fue como armar un gran rompecabezas de infinitas posibilidades.

El misterio que encierran las respuestas a nuestras preguntas existenciales no deja que podamos revelarlo fácilmente, requiere que nos sumerjamos con todo nuestro ser a lo desconocido, a una nueva manera de ver la realidad.

Este capítulo se trata de eso, aquella niña también encontró su tesoro. Ella misma te contará con sus propias palabras las enseñanzas más sagradas que encontramos juntas en este camino de sanación.

NUESTRO GRAN REGALO

Venir a la Tierra es un gran regalo, lo que más deseamos todas las almas es venir a contribuir, a transformar nuestra consciencia; es parte de un plan divino del que todos somos parte y tiene que ver con el AMOR.

Todos podríamos tener la experiencia de lo que es el amor incondicional, el amor verdadero, lo hemos sentido intensamente, en los brazos de Dios, que es el lugar donde pertenecemos.

Ese lugar que algunos han llamado paraíso, en ese lugar somos un todo, no tenemos cuerpo, somos como una luz que danza, somos livianos, sin equipaje, con una alegría enorme, bañados de amor eterno, una felicidad sin límites, una explosión donde todas las partes se desparraman y encuentran un lugar donde encajan, todas entrelazadas: ahí estamos todos y se siente tan bien, esa es nuestra casa, el reino de Dios, la consciencia divina.

Parte del plan divino es buscar todas las partes de consciencia que han quedado perdidas por algún motivo y no están vibrando al nivel del amor, la vibración más alta que nos mantiene a todos unidos y en casa.

Nuestras almas son las que están ayudando con este plan, fuimos nosotros los que decidimos venir a la Tierra con una tarea específica que acordamos antes de nuestra llegada.

Somos como abejas obreras trabajando para la reina, con un plan común, divino, sagrado, y no vamos a parar hasta que lo logremos: esta información la tenemos grabada en nuestro SER.

NUESTRO
GRAN SECRETO

Cuando llegamos a la Tierra, nos olvidamos de dónde venimos y qué es lo que vinimos a hacer; esto pasa porque es la única manera de poder vivir las experiencias de vida profundamente, aprender de ellas.

Venimos con una valija con herramientas, consciencia para transformar y con tareas específicas para este propósito.

Imagínate a la consciencia de bajo nivel de vibración como el humo, el humo que vemos cuando quemamos algo, ese humo es gris, negro.

Imagínate a la consciencia de alta vibración, como una luz brillante, con movimientos y colores vibrantes, sería como ver a través de un caleidoscopio infinitas figuras geométricas perfectas danzando y brillando, pero a la máxima potencia.

Somos como una lamparita de luz, estaremos prendidas o apagadas dependiendo del nivel de consciencia que nos rodea.

La consciencia de baja vibración se transforma en alta vibración cuando pasamos las lecciones que vinimos a aprender; inevitablemente tenemos que pasar por el dolor, sentirlo, abrazarlo, perdonarlo, aceptarlo, transformarlo y, por último, trascenderlo.

De esta manera el humo se transformará en chispas de colores, la oscuridad se transformará en luz.

Y de a poquito y sin cesar, la luz llegará cada vez más a nosotros y tendremos la oportunidad de recordar quiénes somos.

Nuestro gran secreto es olvidar para recordar.

NUESTRA TIERRA

Cuando abrimos los ojos y observamos alrededor, vemos tanta magnificencia, que por un momento nos quedamos atónitos.

Un cielo sin límites, estrellas que brillan a una distancia inalcanzable, semillas que nacen, flores que florecen, pájaros que vuelan, océanos inmensos que son casa de mundos submarinos que no hemos logrado descubrir por completo.

El sol de cada día, la luna espectáculo, la energía de los planetas alrededor de nuestro Sistema Solar, sus movimientos, las montañas, los bosques, las selvas, especies de animales bellísimos habitando en el mismo lugar.

¡Debemos ser muy importantes para poder ser parte de esta maravilla! ¿Se lo han preguntado alguna vez?

Es difícil no preguntarse quiénes somos, qué hacemos en este mundo, de dónde venimos y hacia dónde vamos.

Tantas preguntas existenciales que ya no nos hacemos, que pasamos por alto, porque nadie puede darnos una respuesta que podamos entender.

Y dejamos de hacernos estas preguntas porque nuestra gran tarea requiere que no lleguemos a esa información, requiere concentración en lo que venimos a hacer, así que estas preguntas quedan siempre pendientes, algún día llegaremos a saberlo... en la Tierra o en el más allá.

NUESTRO PLAN ES PERFECTO

Estamos diseñados perfectamente para que nuestro plan se desarrolle según lo que acordamos antes de venir.

Elegimos a nuestros padres, el lugar de nacimiento, ¡el día y la hora!, para recibir la energía requerida por los planetas en ese especifico momento.

Tenemos grabado en nuestras células el sello del mapa del cielo del momento en que nacimos.

Un plan energético perfecto para cada día de nuestras vidas.

También hicimos acuerdos con otras almas que nos van a ayudar con nuestro aprendizaje, algunas nos van a amar, otras, enseñar algo importante para nuestra vida, otras nos van a dejar. Gracias a ellas podremos avanzar en nuestro aprendizaje.

Y también nosotros somos maestros para otras almas, somos todos maestros y aprendices. O quizás nuestros maestros y aprendices somos nosotros mismos.

Generalmente, la primera parte de nuestra vida es la preparación para el plan que traemos.

Nacemos con una luz inmensa que se ve en el brillo de nuestros ojos y al paso de unos meses, años, esa luz se va apagando.

No encontramos ese amor incondicional que conocemos, lo que recibimos no nos llena, nos confunde, nos entristece. Y creemos que no somos suficiente.

De igual manera aprendemos a vivir en la Tierra, en sociedad, a cumplir reglas, mandatos, a experimentar sin tener información previa, a creer en lo que escuchamos, memorizar, querer, equivocarnos, humillarnos, llorar, desafiarnos, caer, levantarnos, desear, sufrir, cambiar rumbos, comprender, volver a querer, olvidar, perdonar, soltar.

Creamos nuestra personalidad, nuestra máscara, que esconde quiénes somos realmente; nos aferramos a ciertas creencias y nuestro ego nos defiende de cualquier ataque hacia lo que creemos que somos.

Pasamos por situaciones hirientes, a veces traumáticas y de dolor, que se van guardando en nuestra valija.

La desconexión con todo es tan grande que llega un momento en que solo contamos con nosotros mismos, no queremos que nos lastimen más, no queremos más dolor y formamos una coraza con el único objetivo: no sentir más.

Olvidamos los que nos pasó, no queremos verlo, a veces nos da vergüenza, nos hace vulnerables, pensamos que son cosas del pasado, las minimizamos, las escondemos profundamente, no queremos que "eso" que nos pasó, nos defina.

NUESTRO EQUIPAJE

Y así vamos por la vida caminando con una valija llena de experiencias en nuestra espalda, con consciencia de bajo nivel de vibración para transformar, nuestras y de nuestros ancestros.

Esa consciencia tiene un mecanismo y es importante entenderlo: ella atrae situaciones a nuestra vida de su mismo nivel para que nosotros las veamos y que a través del proceso de sentir y comprender, logremos transformarlas, transcenderlas.

Para reconocerlas, estas van a ser situaciones que no nos traen paz, y desafortunadamente la mayoría de las veces nos escapamos de ellas, nos enojamos, nos defendemos.

Muchas veces no dejamos que "eso" que estamos sintiendo sea reconocido por nosotros, sea visto, sea observado.

Y así la valija cada vez está más cargada, cada vez está más pesada.

Las situaciones sin paz nos quitan la libertad, el gozo, el disfrute, la felicidad.

Los cuerpos, físico, mental y espiritual se van deteriorando, el humo se expande y no deja entrar la luz que nos nutre, nos regenera, esa luz que somos en esencia.

Y es en este momento cuando la mayoría de las veces aparecen las enfermedades.

Debe haber otras maneras en que las enfermedades que conocemos puedan desarrollarse, pero esta es una de ellas.

Gracias al cielo llega un día en que nuestra alma decide apoyar la valija en el suelo, de a poquito abrirla, y empezar a transformar las orugas que están adentro en mariposas para que empiecen a volar.

Este proceso es de abrir los ojos, atrevernos a ver qué hay dentro de esta valija, a sentir lo que esté allí, a conectarnos con esa situación de dolor, con las emociones, sentir las emociones en nuestro cuerpo, contemplarlas durante el tiempo que duren, no bloquearlas, abrazarlas, recordar que son nuestras, que están ahí con nosotros hace mucho y que ellas solo quieren transformarse en chispas de colores.

Es hora de que las liberes, de que te atrevas a ser vulnerable, a confiar en lo que has venido a hacer, a cosechar consciencia, a cosechar jalea real del cielo.

Utiliza este momento mágico para convertirte en hada o mago y observa la magia que puedes hacer utilizando esta fórmula divina.

Cuanto más rápido pasemos por este proceso, más rápido el sufrimiento se apagará, la paz interior florecerá y más felices podremos caminar.

Habrá muchas respuestas en nuestro pasado, pero la llave para abrir el camino de la sanación de nuestra alma la llevamos encima.

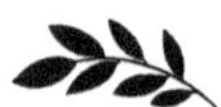

Imagina que estás por encima de ti mismo, y desde ahí mírate. ¿Qué ves? ¿Qué oyes? ¿Qué sientes al observar?

Lo que percibes a cada instante de tu vida desde que naciste es un reflejo de tu interior para que tú lo puedas ver, lo que no te gusta o te hace sentir incómodo te está mostrando que hay algo en ti para transformar. Lo que te encanta también eres tú, es esa fuerza, esa luz divina que te acompaña.

Lo que vemos, lo que nos hacen, lo que nos dicen, lo que nos entra por todos los sentidos, la misma enfermedad es uno mismo hablándose a sí mismo; es el reflejo de nuestra consciencia en ese momento.

Lo que tú crees que es tu realidad, es un espejo perfecto, solo para ti.

NUESTRAS CREENCIAS

Parte de la fórmula de sanación es revisar nuestras creencias. ¿En qué creemos? ¿Qué creemos posible e imposible?

En mi caso, la creencia de que yo era una persona sana y que nunca me podía enfermar, hizo que me resistiera a lo que acontecía, no podía aceptar de ninguna manera que estaba enferma.

Esta actitud hizo que mi cuerpo se deteriorara cada día más, que mis días de sufrimiento fueran cada vez más intensos, que todo se hiciera más grande, se acelerara, se desbordara e hizo que demorara el proceso de sanación.

Hasta que llego el día en que la acepté.

Por otro lado, mi creencia: "Yo creo que Dios nos diseño para enfermar, pero también para sanar" hizo que mi búsqueda por la sanación definitiva de mi cuerpo fuera mi única prioridad; y solo la pude encontrar cuando me uní a él. Claro, necesitaba que él me dijera por dónde buscar para encontrarla.

Desafiar lo que hay de "verdad" en nuestras creencias, es esencial. Sincerarnos con las creencias que no nos ayudan y atrevernos a cambiarlas es un ejercicio de mucho valor para la transformación.

NUESTRA MEDICINA

En la naturaleza se encuentra la medicina que sana a los seres humanos.

La energía de ella es pura, está conectada con el cielo y la tierra, y esa es la energía que necesitamos para volver a nuestro estado más puro.

Necesitamos conectarnos como los árboles, con los pies en la madre tierra y mirando hacia las estrellas.

Conectarnos con la madre tierra, porque nuestros cuerpos son de la tierra, solo ella sabe la medicina que nos nutrirá, nos regenerará. Los códigos de su consciencia son la llave para restaurar nuestro cuerpo físico, hasta que llegue el día en que le devolveremos este cuerpo maravilloso, este templo sagrado que nos ha prestado.

Conectarnos con las estrellas, porque nuestra alma es eterna y es de la consciencia divina, del universo.

Sin el cielo y la tierra se nos hace difícil vivir con nuestro derecho divino de disfrutar la vida plenamente.

Nuestra medicina viene del cielo y la tierra.

NUESTRA REALIDAD

Lo que imaginamos, pensamos, decimos, sentimos… en realidad LO CREAMOS.

Cuando me dijeron: "usted tiene esclerosis múltiple, es una enfermedad que por el momento no tiene cura" … algo dentro de mí dejó de escuchar porque sabía inconscientemente que lo que imaginamos y sentimos se crea. Y si seguía escuchando con atención, iba a creer en lo que me decían, y si lo sentía de la manera en que me lo estaban transmitiendo, (con miedo, con preocupación, sin esperanza), ESA iba a ser mi realidad en ese momento.

Esa realidad no la quise en mi vida desde el primer día.

Descubrí que uno de los dones que he traído conmigo a esta tierra, es el don de mantener la mente en blanco en situaciones que son de baja vibración, situaciones que no son las mejores para uno; es instantáneo, pongo una pausa a eso que detecto que no está acorde con lo que yo deseo en mi vida.

Mi mente en blanco no piensa en nada, no juzga, no analiza, no se imagina, no cambia palabras, queda en silencio.

Este silencio hace que mi vida siga fluyendo libremente, sin ataduras ni condiciones, confiando plenamente que lo que es está bien en ese momento.

Este espacio, este vacío me da las fuerzas para que llegue un momento en el que pueda enfocarme en los pensamientos que yo deseo, de más alta vibración, de otro nivel, pensamientos lindos.

Poder enfocarnos en los pensamientos de la más alta vibración es el ejercicio más valioso que podamos aprender jamás, aquellos deberían ser los pensamientos que tengan coherencia con lo divino, con lo milagroso, para que eso acontezca.

Yo sabía que, si estaba enferma, iba a ser temporal, porque no era la vibración que tenía coherencia con mi deseo más profundo.

Las realidades son temporales, uno puede cambiar su vida solo con imaginar y sentir lo que imagina. Somos creadores. Una gran responsabilidad.

A veces no nos tomamos el tiempo de analizar lo que realmente queremos para nosotros.

¿Sabemos lo que queremos? Y cuando sabemos lo que queremos, ¿lo creemos posible?

Es importante tener una intención clara de lo que quieres: si la intención es de sanación de verdad, de recuperar tu vitalidad, tu salud, tu vida… entonces confía, ten fe, pide ayuda, sin miedo. ¡Qué más da! No hay nada que perder.

Lo que te pasa es perfecto, y te puedo asegurar que tienes un batallón del cielo alrededor tuyo esperando que le pidas que te acompañe, que te guíe, que te muestre el camino que tienes que recorrer.

Cuando estés seguro de cuál es tu deseo, cuando llegues a imaginarlo, visualizarlo y sentirlo realizado en todo su esplendor, el último toque mágico que ayudará a manifestar tu deseo será sentir profundamente, con el alma en la mano, que también puedes vivir sin ese deseo realizado.

Cuando de verdad puedas vivir con ese deseo o sin él, con la enfermedad o sin la enfermedad, y dejes que sea a voluntad de Dios, o del universo, fácilmente ellos concederán tu deseo.

Habrás logrado liberar lo que quieres y lo que no quieres, lo que crees que debes y lo que no debes, lo que tú crees que te mereces y lo que no te mereces, lo que tú crees que eres y no eres.

Cuando tu estés bien con lo que es, con lo que la vida te da, con lo que la vida te muestra, y lo agradezcas con alegría, tu deseo se manifestará. A estas manifestaciones a veces las llamamos milagros.

Somos un milagro y llegará un día en que seremos conscientes de que podemos realizar milagros.

Es nuestro objetivo final en todo lo que experimentamos abrazar el todo, lo bueno y lo malo, la luz y la oscuridad, el tan adorado yin yang.

Abrazar el plan de carácter divino acordado antes de venir a la Tierra.

NUESTRA GRAN TAREA

Pasamos por muchas situaciones y experiencias en la vida. Todo esto tiene un objetivo final, que fuimos olvidando desde que llegamos: volver a amarnos.

Nuestra gran tarea es aprender primero cómo volver a amarnos a nosotros mismos. Este será el resultado de nuestro trabajo interior.

Transformar la consciencia es el camino hacia el AMOR.

Nuestro camino dependerá de nosotros, los acontecimientos se nos presentarán: solo dependeremos de nuestra reverencia y aceptación a lo que nos sucede. Todos llegaremos al mismo destino, está en nosotros qué camino tomar.

Luego podremos amar a nuestro prójimo, pero primero tenemos que amarnos a nosotros mismos.

"Ama al prójimo como a ti mismo" cuando te ames a ti mismo, amarás al prójimo.

Nuestra gran tarea es volver a amarnos.

NUESTRO CAMINO

Un día entendí que la vida se trata de mirarse a uno mismo.

Un día entendí que sanarse es volver a amarse.

Un día entendí que la enfermedad es una lección que nos damos a nosotros mismos para ayudarnos a recordar quiénes somos.

Los únicos que tenemos la verdad y el camino hacia la sanación somos nosotros junto con Dios, que está dentro nuestro. Solo con él podemos planificar qué es lo que realmente queremos hacer para la sanación del alma.

Hay un profundo significado en la experiencia de una persona con su enfermedad, es tan sagrado que no llegamos a comprenderlo, solo tenemos que pasarlo.

Qué coraje esas almas que deciden pasar por una enfermedad para recordar eso que todos olvidamos, eso que todos anhelamos, recordar de dónde venimos. ¡Recordar quiénes somos!

Qué coraje, qué gran tarea de sanación decidir volver a amarse y amar todo con compasión.

Recordar será la bendición más grande que te hayas imaginado, será un milagro.

Abre tus horizontes, que son infinitos...

Abre tu corazón, aunque duela...

Abre tu mente, aunque este sellada...

Ábrete a nuevas posibilidades, haz lo imposible, posible.

Desafía la vida, ¡atrévete a vivir!

Atrévete como un niño a imaginar la realidad que quieres en tu vida, sin limitaciones, con los brazos abiertos al universo entero, con el derecho a vivir plenamente, como siempre has querido, jugando y experimentando cada segundo de tu vida.

Empieza por sacarte los zapatos y caminar descalzo en la tierra, siente su energía.

Y en la primera noche que veas el cielo lleno de estrellas, ten una conversación con ellas.

Te están esperando, conéctate con el cielo, porque estamos hecho de la misma energía, su energía te ayudara a restaurar la tuya.

Deseo en lo más profundo de mi corazón que encuentres la magia que llevas dentro y todo lo que está a tu alrededor se ilumine como la estrella más BRILLANTE que pueda existir en todo el UNIVERSO.

Hoy entendí que nuestro camino es volver a Dios y la enfermedad es una oportunidad para logarlo.

Gracias por ser tú.

TÚ ERES ÚNICO Y TIENES UN PACTO CON DIOS

*Quiero que sepas que eres único
y tienes un pacto con Dios.*

Que la vida es una oportunidad única para disfrutarla y no desperdiciarla, que el dolor es parte de nuestra salvación.

No somos lo que creemos, no somos nada ni nadie, somos una luz, una chispa de luz y eso es todo y nada a la vez, eso somos.

Nos hemos creído mil cosas, nos hemos hecho la idea de que somos aquello que creemos que somos. Y nos aferramos a eso.

Y eso, aunque no tengamos la culpa, es nuestro mal, el mal que nos hace sufrir más de lo que deberíamos.

Nos hemos olvidado quiénes somos, y es un reto recordarlo.

Tenemos muchas capas de limitaciones encima que nos debilitan, no nos dejan ser libres. Lo único que nos queda es aprender cómo sacarnos esas capas, de a una y sin cesar.

Y acordarnos que tenemos guía, en cada segundo de nuestras vidas, que nos pueden ayudar a encontrar el hilo que desenreda nuestro ovillo enredado, viejo y herido que no nos deja volar.

Nuestro camino tiene espinas y pozos, pero cuando sepamos que el destino es el que planeamos junto con Dios, las heridas de las espinas nos harán más fuertes y desde el fondo del pozo veremos la luz de Dios.

Porque el pacto que tenemos con él es divino, es belleza absoluta, es realización, es salvación.

Y hacia ahí vamos, todos nosotros en conjunto, en unión, en comunión.

ESPECIAL: ¡QUE TU CUERPO SEA UN SANTUARIO!

_____

Lo más importante para lograr tu sanación es tu conexión con el más allá, con la energía divina, con lo que tu creas que es aquello, lo más grande que existe.

Con esos seres maravillosos que nos rodean y sentimos presentes, pero son invisibles a nuestros ojos: maestros espirituales, virgenes, santos, arcángeles, ángeles, guías, ancestros, la energía de objetos sagrados, de la naturaleza misma, las estrellas, cristales, todo aquello que tu sientes que resuena contigo, con tu parte más íntima, más sagrada, serán tu guía divina.

Busca algo que cuando esté enfrente tuyo te haga sentir una expansión en tu corazón.

De esta manera vas a poder recibir todas esas respuestas a tus preguntas, vas a empezar a escuchar lo que te quieren decir, vas a poder conversar, entender, reírte con ellos y encontrar el sentido a muchas cosas que hoy no tienen explicación para ti.

Para lograrlo, algo muy poderoso que aprendí en estos años es crear un altar, un altar propio en un rinconcito del lugar donde vives.

En este altar que crearás siguiendo tu intuición, pondrás aquello que tu sientas que te conecta con el más allá en este momento de tu vida.

Durante mis últimos años, por ejemplo, yo tuve en mi altar a la virgen de Fátima, la estatua que me regalo el padre David y significó mucho para mí; un elefantito de la India que me regaló una amiga muy querida, unos angelitos que compré durante un curso de cristales que me gustaban mucho. Mi amado Jesús, mi amado Buda, un mandala que compré en mi viaje a Nepal donde siento la geometría sagrada, un rosario de la virgen de Guadalupe, un sapito dorado que representa mis miedos, cristales, hojas de un árbol, agua, y muchas cosas más. Todo lo que sea sagrado para nosotros.

Tu altar puede tener una foto de un familiar que ya no esté y una vela; esto será más que suficiente para conectarte con la energía divina.

Una vez que tengamos armado nuestro altar, tendremos el lugar listo para cuando necesitemos comunicarnos con quienes son nuestros guías, con quienes saben más que nadie qué necesitamos y el pasito que debemos dar hacia el camino de la sanación.

Cuando estés listo, te sientas enfrente del altar, prendes una vela y con los ojos cerrados imagínate lo siguiente: con la intención de sanar, llamas al creador del cielo y de la tierra, al padre universo y a nuestra adorada madre tierra. Siente el amor de ellos por ti, devuelve ese amor a ellos. Imagina que los abrazas con todo tu corazón; llama a los ángeles, arcángeles, tus guías personales, a todos los maestros y seres que tengas enfrente tuyo y pide por protección, guía y sanación a través de tu espacio sagrado.

Una vez que hayas llamado a todos y sientas su energía puedes decir: "el altar está abierto."

En este momento, todo lo que está enfrente tuyo estará adentro tuyo, el reflejo de tu alma siempre está contigo.

Este precioso momento es sagrado para ti, en este espacio habla, pregunta, y escucha, todo lo que pasa por tu cabeza es una conversación entre tú y el más allá, aprende a escuchar, a sentir, a confiar en las palabras que llegan a todos tus sentidos.

Sé paciente, espera, ten fe y confía.

Es importante escribir la información que uno recibe, puedes ir haciéndolo al mismo tiempo.

Siéntete como si estuvieses hablando con personas que conoces de toda la vida. Siéntete cómodo, ellos conocen lo más profundo de tu alma. Disfruta este momento, lo que se te ocurra hacer, hazlo: es tu cita con el más allá.

Y lo más lindo es que lo puedes hacer las veces que quieras y por el tiempo que quieras.

Cuando termines, agradece con todo tu corazón por la presencia de todos, por la protección, por la guía y por la sanación.

Agradece, agradece, agradece.

Llegará un día en que conversarás con ellos todo el tiempo, ese será el momento en que tu cuerpo se transforme en un santuario, la guía divina será parte de tu vida.

Enciende tu altar, enciende tu luz...

¡Que así sea!

Llega un momento que entiendes todo, pero no hay palabras para describirlo y pocos oídos para escucharte.

Llega un momento que sabes cada día más y al mismo tiempo no sabes nada, sabes cada día menos.

Llega un momento que la vida es bella y al mismo tiempo sabes que no es real.

Llega un momento que sabes que no eres de esta tierra, que estás de paso y lo único que te importa es lograr lo que has venido a sanar.

AGRADECIMIENTOS

En especial y con todo mi amor a mi querido compañero de vida, Alejandro, quien me conoce más que nadie, y a quien agradezco con todo mi ser su presencia.

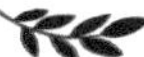

A nuestros amados hijos, Catalina y Jerónimo, por recordarnos cada día de que se trata la vida.

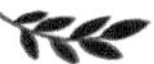

A mis padres y hermanos, Aldo, Mabel, Marianela y Hernán por acompañarme en silencio, y confiar plenamente en mí, en todo momento.

A la memoria de mi abuela Lucía, mi abuela Marina y maestra Mirna, por haberme mostrado lo bella que es la vida, tres estrellas que hoy brillan en la eternidad.

A todas las personas que me acompañaron en el proceso de la sanación de mi enfermedad. En especial a la Dr. Maria Ridao Alonso, el equipo de Dubai Herbal and Treatment Center, el equipo del Neuro Spinal Hospital y al soporte de lo que representa Majid Al Futtaim.

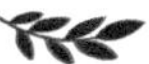

A esas amigas que Dios puso en mi camino, para que me alentaran a escribir esta historia: Daniela Martinez Vertiz, Justine Martin, Suzanne Gidwani, y Yana Murguia, quien dedicó su energía divina para que esta publicación sea un éxito.

GLOSARIO

Abaya es un vestido simple y suelto, parecido a una túnica, usado por mujeres en partes del mundo musulmán. La abaya tradicional es de color negra y cubre todo el cuerpo excepto la cabeza, los pies y las manos. Un pañuelo es usado para cubrir la cabeza y hombros; algunas mujeres también usan el nicab, un velo de la cara que cubre todo menos los ojos.

Al Safa es una localidad residencial de Dubai, conocida en su momento por tener uno de los pulmones más grandes de la ciudad, un parque inmenso (Al Safa Park) lleno de árboles donde la gente podía disfrutar al aire libre.

Allah es la palabra árabe usada para referirse a Dios en la religión islámica.

Esclerosis Múltiple es una enfermedad del cerebro y la médula espinal (sistema nervioso central). Lesiona la vaina de mielina, la sustancia que rodea y protege las células nerviosas. La lesión hace más lentos o bloquea los mensajes entre el cerebro y el cuerpo, conduciendo a los síntomas de la esclerosis múltiple. Estos pueden incluir: alteraciones de la vista, debilidad muscular, cambio de sensibilidad, parálisis, hormigueo, problemas con la coordinación y el equilibrio, sensaciones como entumecimiento, picazón o pinchazos, problemas con el pensamiento y la memoria, entre otros.

Si la enfermedad progresa, las personas pierden la capacidad de escribir, ver, hablar o caminar.

Majid Al Futtaim es un empresario emiratí, fundador, propietario y presidente del Grupo Majid Al Futtaim.

Mam o Ma'am es otra forma escrita para la palabra Madam (señora), que se utiliza para dirigirse educadamente o respetuosamente a una mujer. Mam es una forma distorsionada de la palabra Madam.

Mate es una infusión de hojas de yerba mate secadas y molidas, servidas en un recipiente del mismo nombre y a las cuales se le vierte agua caliente haciendo "mate" o, si usamos agua fría, "tereré". La infusión se absorbe a través de una bombilla. El recipiente es de uso grupal, no suele utilizarse individualmente excepto cuando se bebe la infusión en solitario. Las costumbres varían ligeramente según la región, pero coinciden en que se comparten el recipiente, la bombilla y la bebida en la mayoría de los países de America del Sur.

Walnut es la flor para protegerse de las influencias externas en general y de los efectos del cambio en particular. La esencia floral Walnut de Bach ayuda a romper el vínculo con el pasado y libera de ataduras, de modo que la persona pueda continuar adelante con confianza y sin sufrir innecesariamente.

BIBLIOGRAFÍA

Bibliografía sugerida por el autor para la transformación y sanación.

Anselm Grun & Meinrad Dufner: Una espiritualidad desde abajo; El diálogo con Dios desde el fondo de la persona.
Barbara Ann Brennan: Hands of Light; A guide to healing through the Human Energy Field.
Barbara Ann Brennan: Light Emerging; The journey of personal healing.
Brian Brownie Walker: El Tao I-Chin de Lao Tzu.
David R. Hawkins: Healing and Recovery.
Drunvalo Melchizedek: Living in The Hearth.
Eva Pierrakos & Donovan Thesenga: Encontrando a Dios en mi interior.
Eva Pierrakos: The Pathwork of Self-transformation.
Foundation for Inner Peace: Un curso de Milagros.
Gonzalo Rodriguez-Fraile: ¿Un nuevo paradigma de la realidad?
Louise Hay: Tú puedes sanar tu vida.
Lynne Paige Walker & Ellen Hodgson Brown: Secretos de la farmacia natural.
Marianne Williamson: Volver al Amor.
Paramahansa Yogananda: Autobiografía de un Yogui.
Paul U. Unschuld & Hermann Tessenow: Huang Di Nei Jing Su Wen: A foundation of Chinese life sciences and medicine.
Roberto Crottogini: La Tierra como escuela, Antroposófica, 2015.
San Agustín: La ciudad de Dios.
Susan Thesenga: Vivir sin Máscaras, Método pathwork para enfrentar los patrones destructivos que limitan tu realización personal.
Taylor Caldwell: Médico de cuerpos y almas.
Ted J. Kaptchuk: The web that has no weaver, Understanding Chinese Medicine.
Thorwald Dethlefsen & Rudiger Dahle: La enfermedad como camino.

ACERCA DEL AUTOR

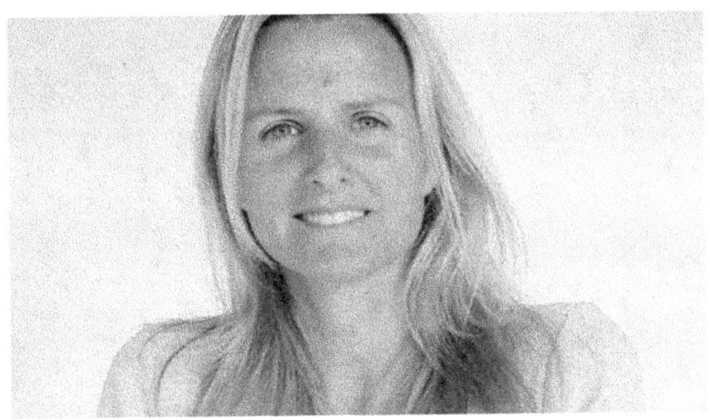

Natalia Orsi es de nacionalidad argentina, actualmente vive con su familia en Miami, USA. Ha dedicado su vida a sus dos grandes pasiones: la evolución de la tecnología, con más de 20 años dedicados a su carrera profesional, con una habilidad innata de aportar ideas no convencionales, que la llevo a trabajar para empresas de tecnología en Latinoamérica, Estados Unidos y Medio Oriente con muchísimo éxito.

Y a su principal pasión: la evolución, existencia y comportamiento de la humanidad, la naturaleza, el planeta Tierra, el universo entero, y la conexión entre ellos. Sus preguntas existenciales desde niña y su interés por lo esotérico, lo desconocido y descubrir las grandes verdades que se esconden detrás de nuestra existencia han sido el motor que ha ayudado a Natalia a descubrir el secreto de su sanación y comprender un poco más de que se trata nuestro paso por la vida.

Este libro fue terminado en el mes de agosto del año 2020. Natalia tuvo su último episodio de Esclerosis Múltiple en el año 2011; la enfermedad desapareció completamente.